何歳でもラクに動ける体をつくる

奇跡の1分ハイハイ

峯岸道子

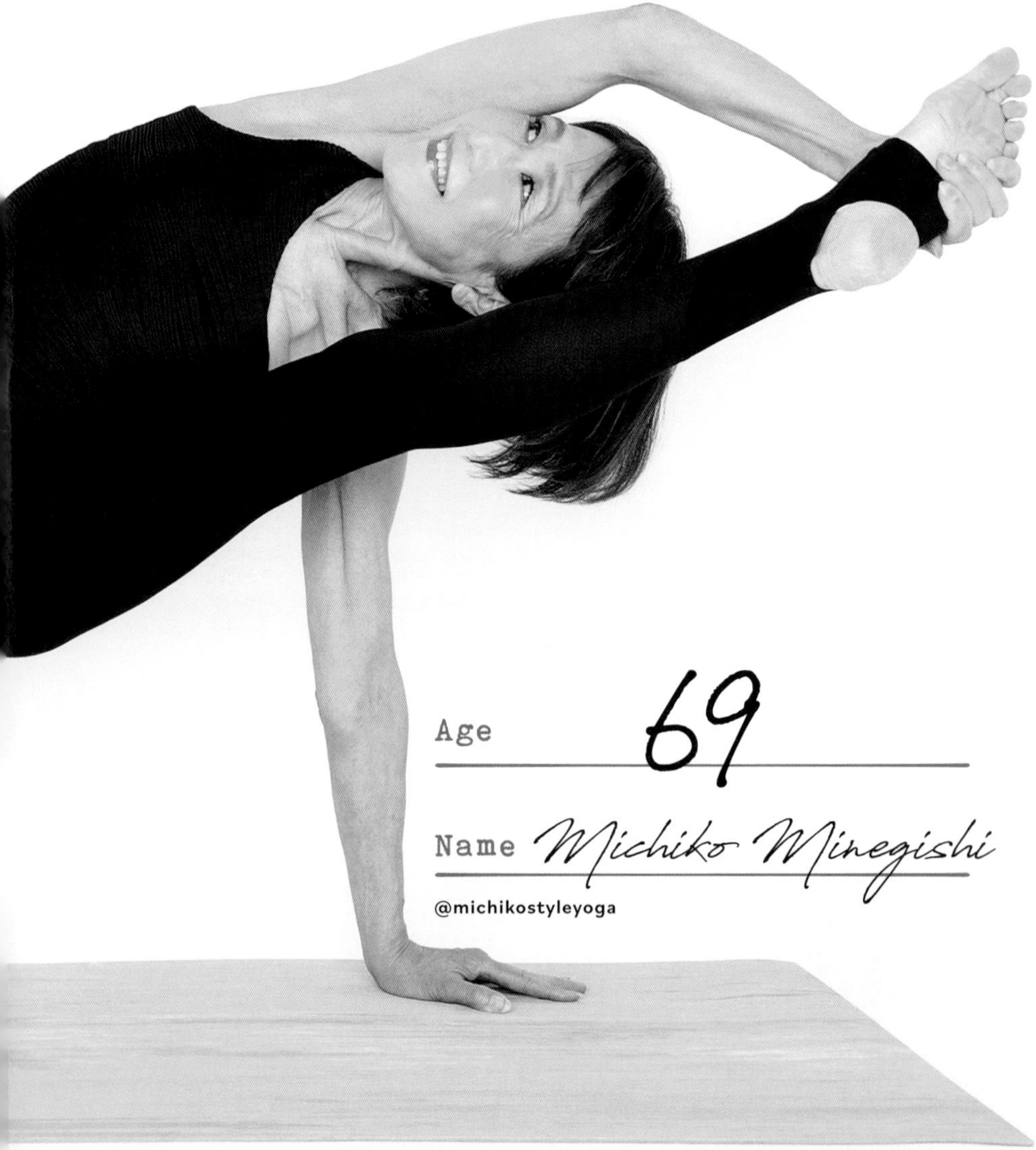

Age *69*

Name *Michiko Minegishi*

@michikostyleyoga

しなやかに、力強く、
軽々と体を操ってポーズ！
こんなに自由に動ける体は
憧れですよね。
この女性は
ヨガ、コンディショニング指導者の
峯岸道子さん。
年齢は69歳です。

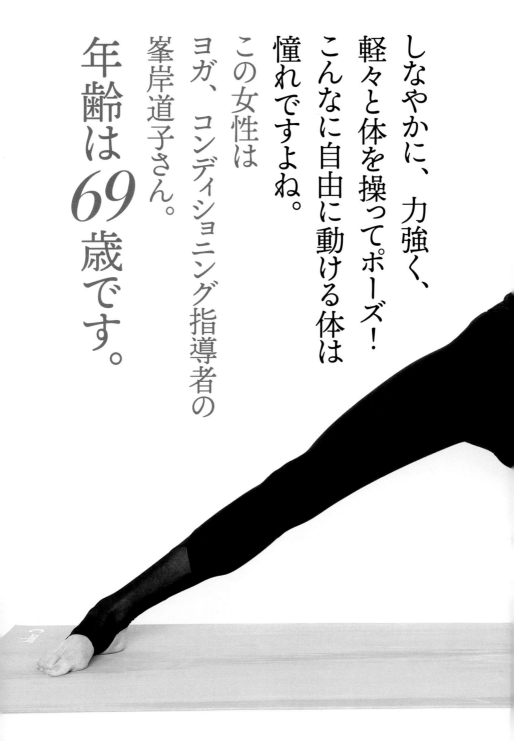

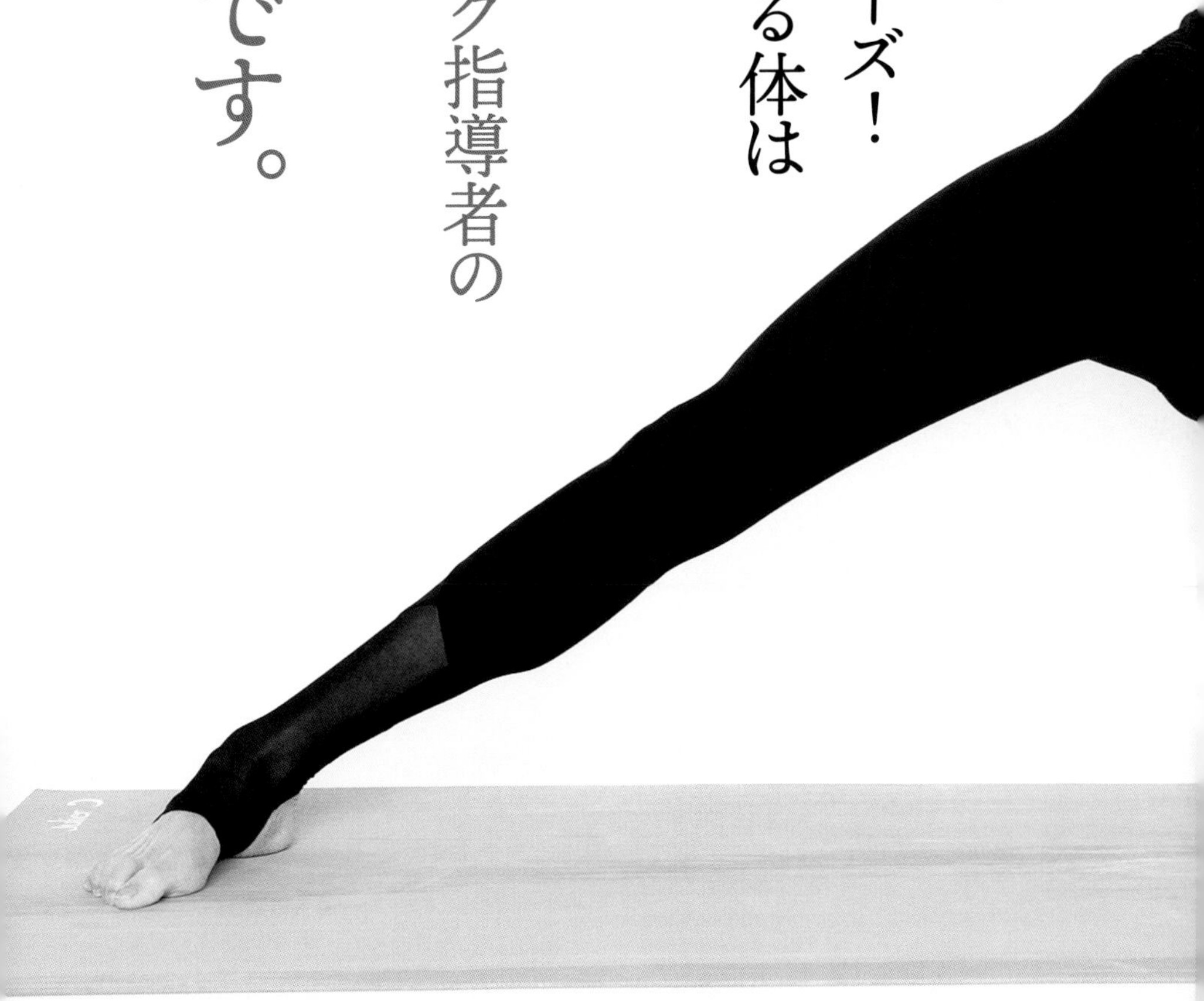

こんなに動けるのは、
峯岸さんが特別に健康だからでしょうか？
いいえ、これまでにケガも、病気も経験してきた
「ふつうの体」という峯岸さん。
年齢を重ねても自在に動けるのは

動ける関節を
キープしているからです。

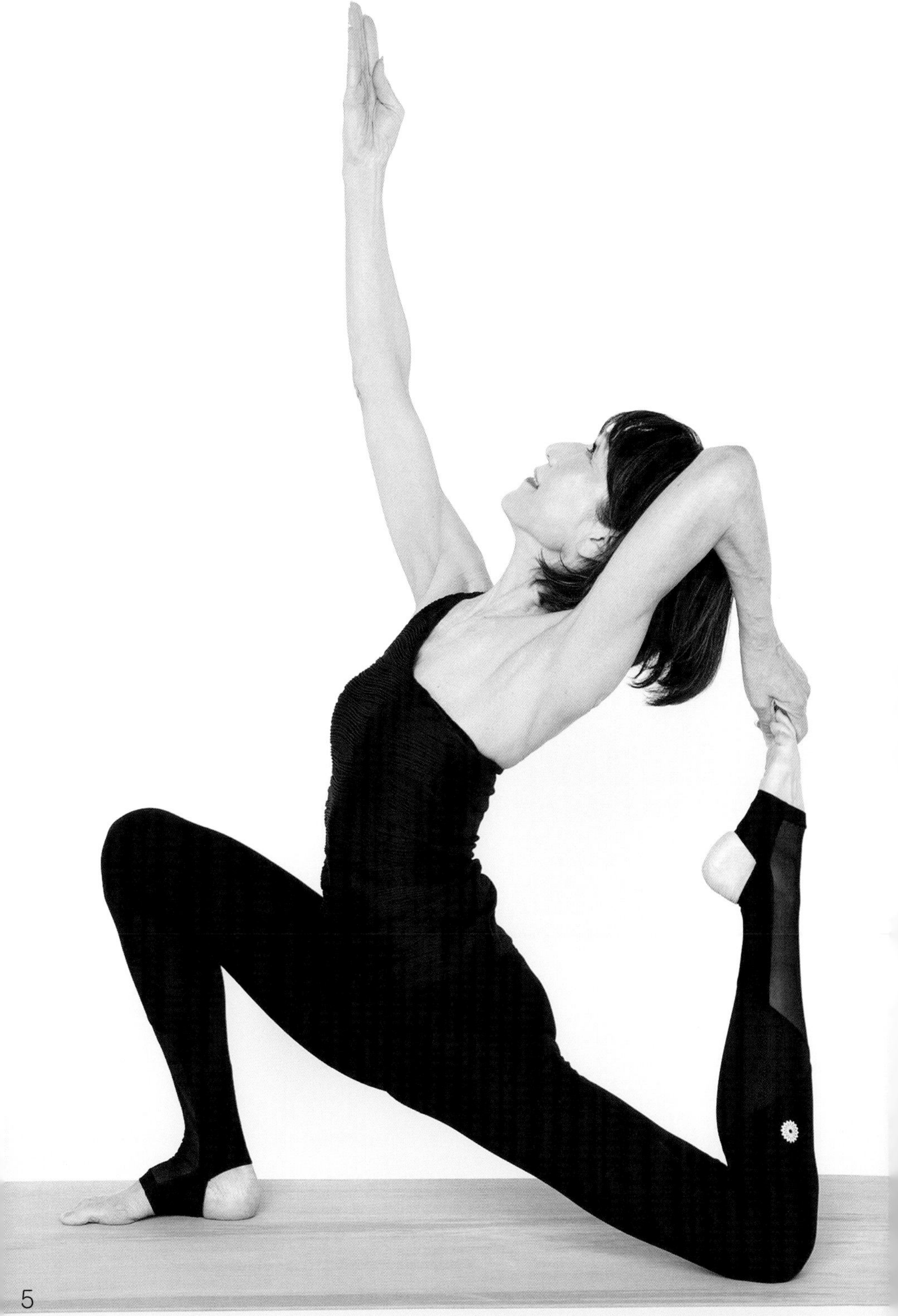

何歳からでも！

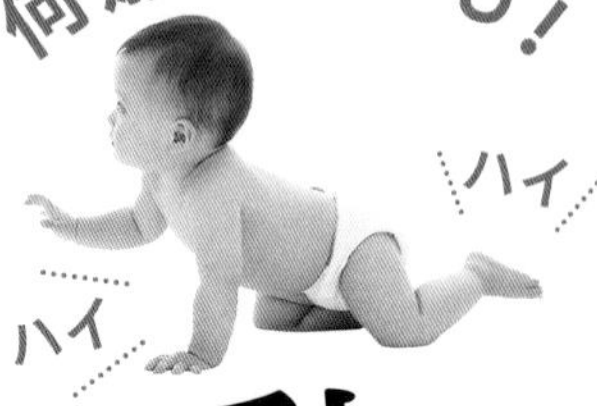

動ける関節は

動ける関節とは、関節が本来動く方向に、なめらかに動くことができる関節を指します。

私たちの体は、骨と骨とをつなぐ関節が動くことで立つ、座る、歩くといった動作のフォーム（骨格）が形づくられます。そのため、

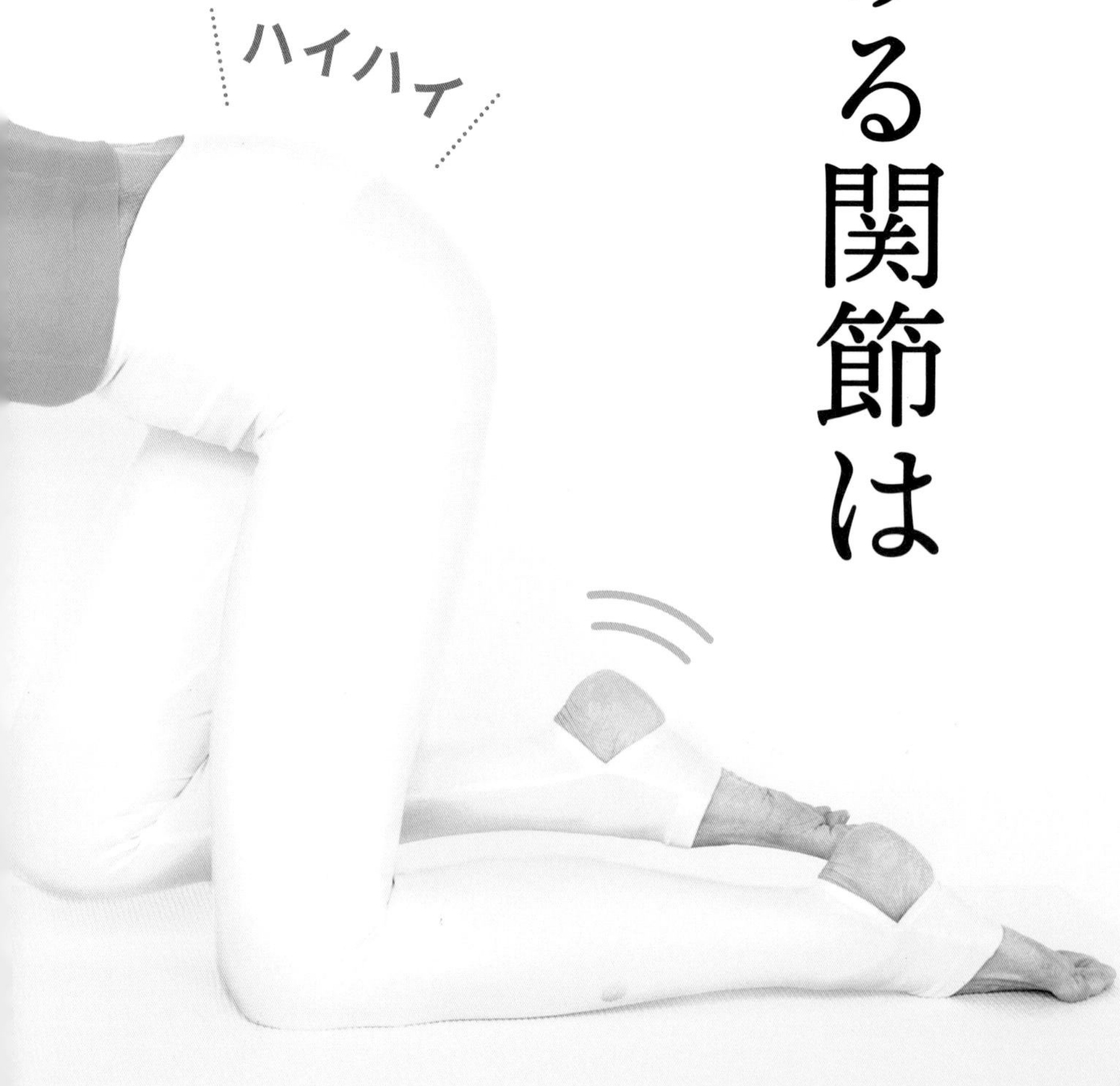

加齢などによって関節が硬くなり、動きが鈍ると正しいフォームがつくれず、スムーズに動くことが難しくなるのです。それを防ぎ、何歳になっても動ける関節を保つ最適な方法が、赤ちゃんが行う「ハイハイ」です。

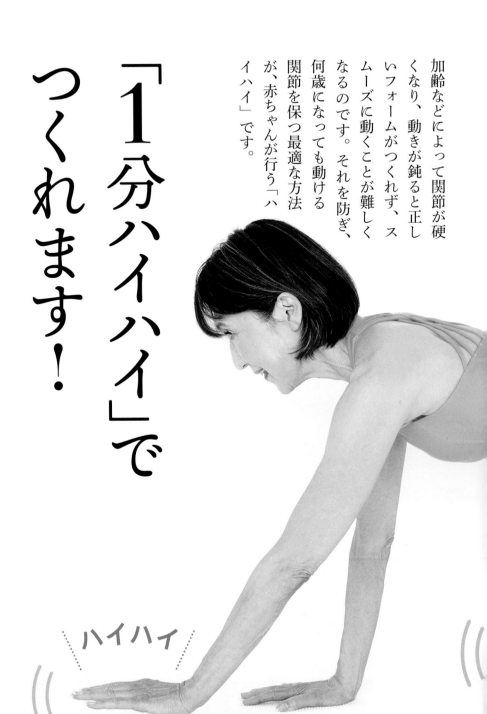

「1分ハイハイ」でつくれます！

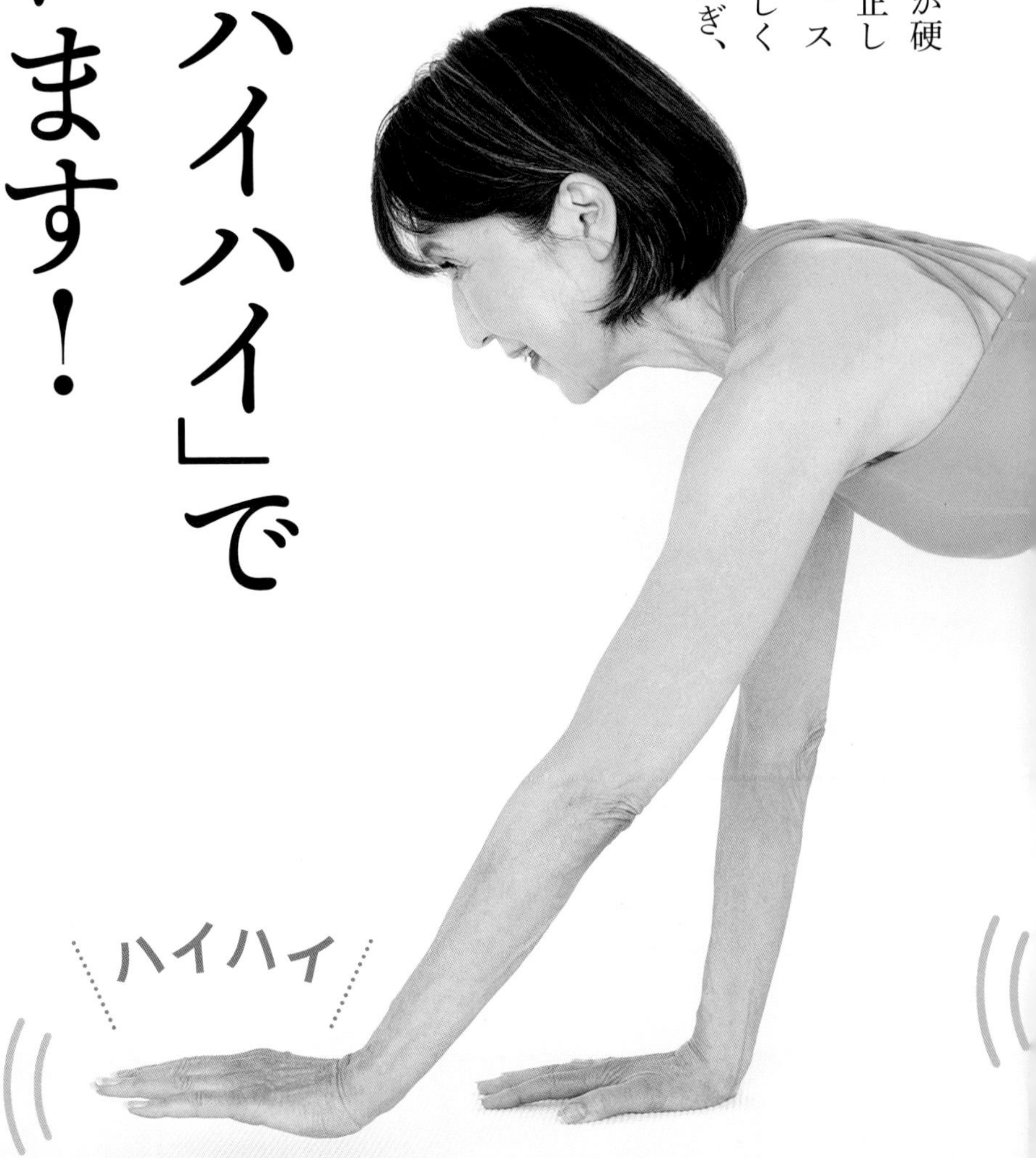

1分ハイハイで あなたの関節に 若さがめぐる

赤ちゃんはハイハイで、人間としての基本的な動きと、感覚を発達させます。

ハイハイは一見、単純な動きですが、全身の主要な関節が使われています。

筋力のない赤ちゃんでもできるのは、ハイハイの姿勢が重力の影響を受けにくいから。重力に抗おうとして筋肉を力ませる必要がなく、関節を十分に動かして、動き

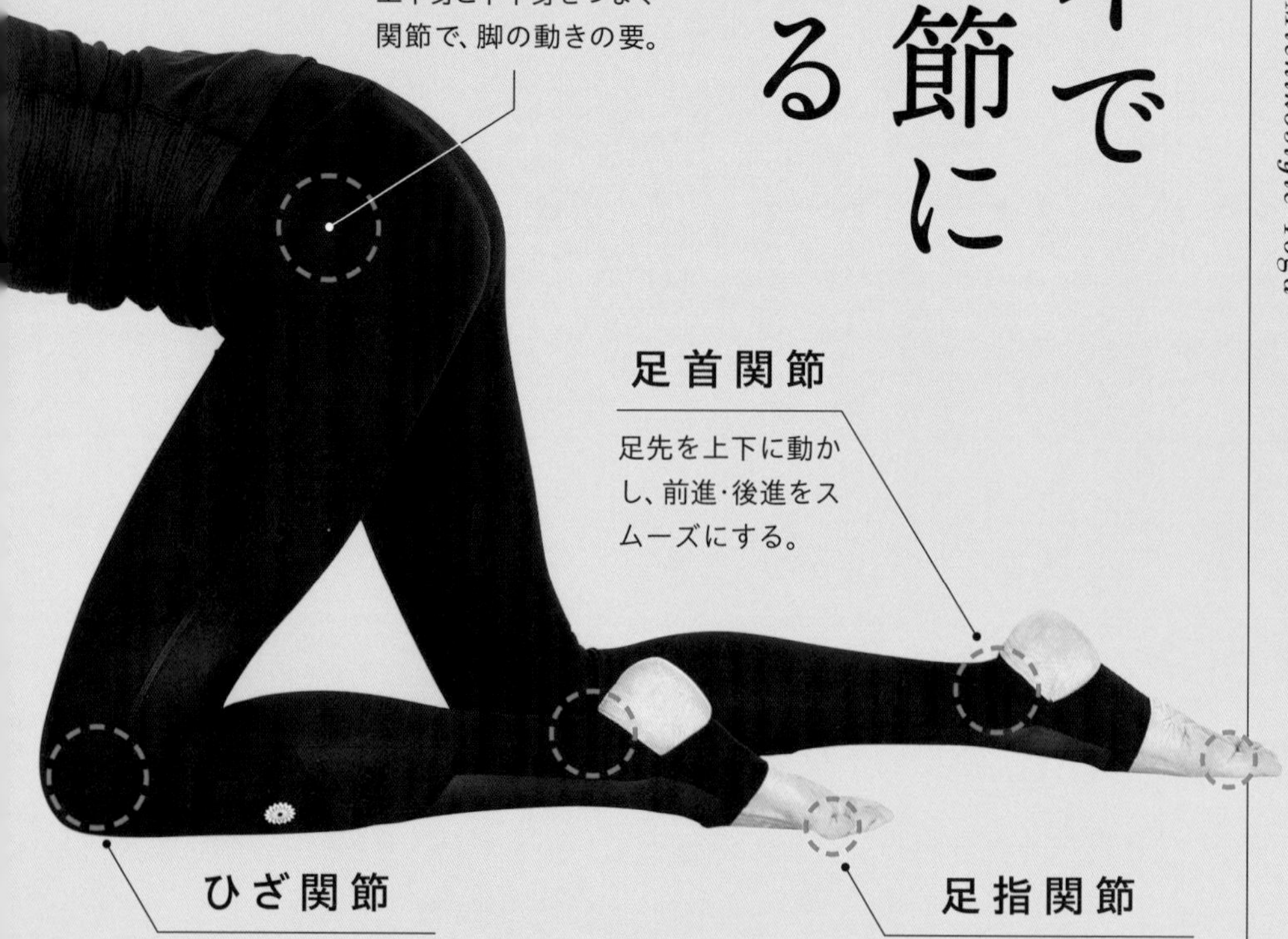
股関節
上半身と下半身をつなぐ関節で、脚の動きの要。
足首関節
足先を上下に動かし、前進・後進をスムーズにする。
ひざ関節
脚を曲げ伸ばし、脚への衝撃を吸収する。
足指関節
地面を押して体を支え、蹴って前進・後進をサポート。

回ることができるのです。関節が硬くなった大人にとっても、ハイハイは筋肉の緊張をゆるめ、関節を十分に動かせる最高の運動。毎日1分のハイハイで、全身の関節に本来の動きがよみがえってきます。

ハイハイに使う関節

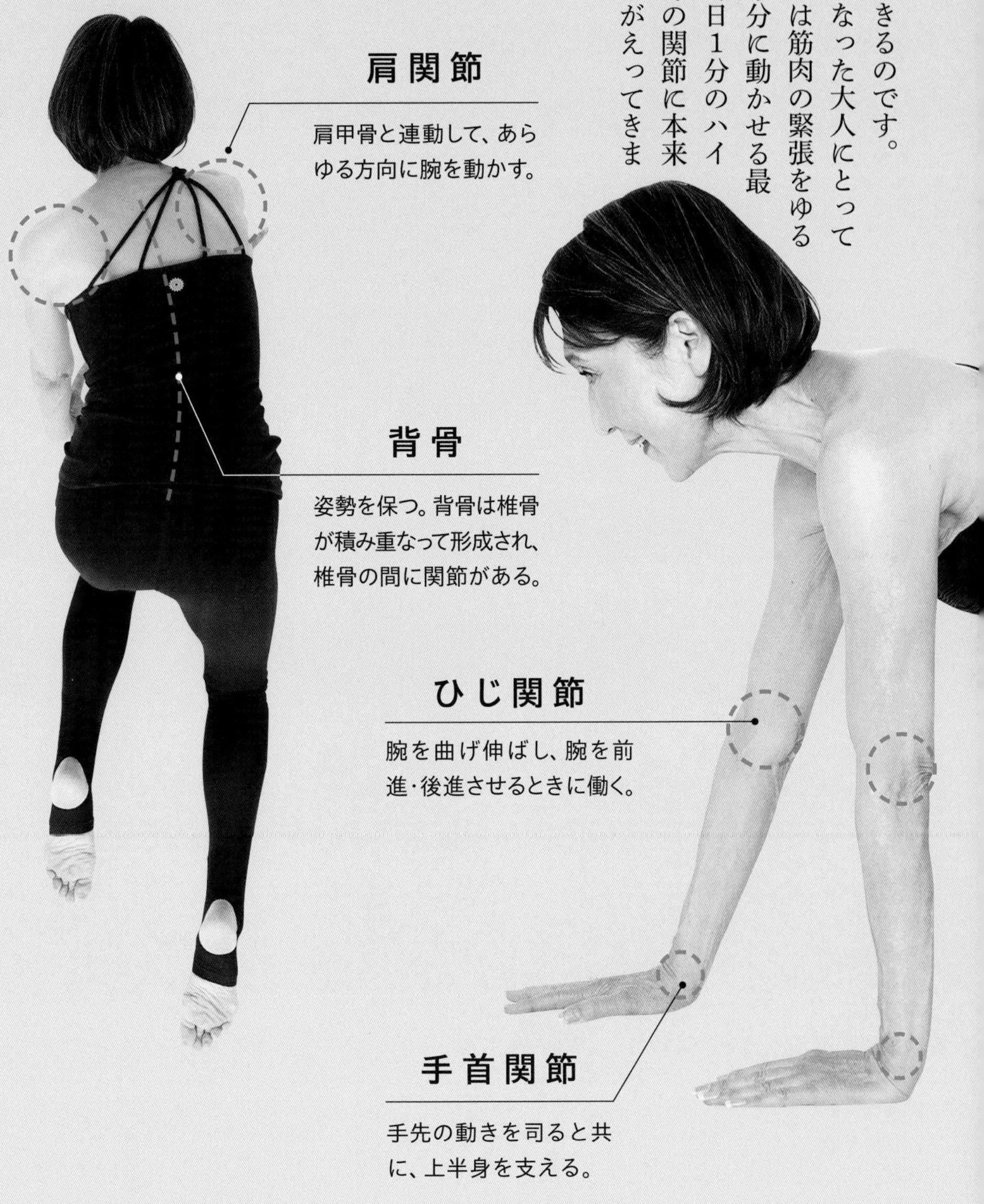
肩関節
肩甲骨と連動して、あらゆる方向に腕を動かす。
背骨
姿勢を保つ。背骨は椎骨が積み重なって形成され、椎骨の間に関節がある。
ひじ関節
腕を曲げ伸ばし、腕を前進・後進させるときに働く。
手首関節
手先の動きを司ると共に、上半身を支える。

動ける関節は元気な体の基礎。
1分ハイハイで
年齢を重ねても快適に動ける体へ!

元来、人間は四足歩行動物でした。そのため、赤ちゃんは誰に教わることもなくハイハイができるのです。

ハイハイの動きは、右手が前に出ると、左ひざが自然と前に出て、それに伴い、肩関節・肩甲骨・背骨・骨盤・股関節が動きます。さらに、体を支え、関節を安定させるために筋肉が働くという連動が、全身にスムーズに起こります。こうした体の動きは、本来人間の体に備わっている原始的な動きといえます。

年齢を重ねると、子どもの頃のように活発に動く機会が少なくなり、加齢による機能の低下なども重なって、動きが鈍くなったり、つまずきやすくなったり、疲れやすくなることが増えてきます。

人生100年時代に入り、これから先の人生を快適に過ごすには、機能的で安定した動きができる体を維持することが、とても重要になります。そのためには、まず体の基礎であり、骨格をつくる関節を、動ける状態にキープしておくことが大切。そこで行いたいのが、人間の原始的な動きを体現できるハイハイです。

赤ちゃんの頃に無意識で行っていたハイハイを改めて行い、体の動きや感覚を学び直すことで、動きにくくなった関節がなめらかに動くようになり、本来の体の機能を取り戻すことができます。峯岸式の「1分ハイハイ」で、何歳になっても快適に動ける体を、ぜひ手に入れてください。

峯岸道子

Michikostyle Yoga

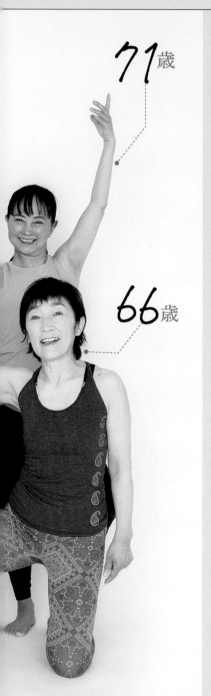

あなたもなれる！峯岸式メソッドで衰え知らずの元気な体！

主宰するヨガスタジオや国内外のレッスンで、独自の峯岸式メソッドを指導する峯岸さん。60代以上でラクラク動ける体をキープする生徒さんに、その指導の成果をお聞きしました！

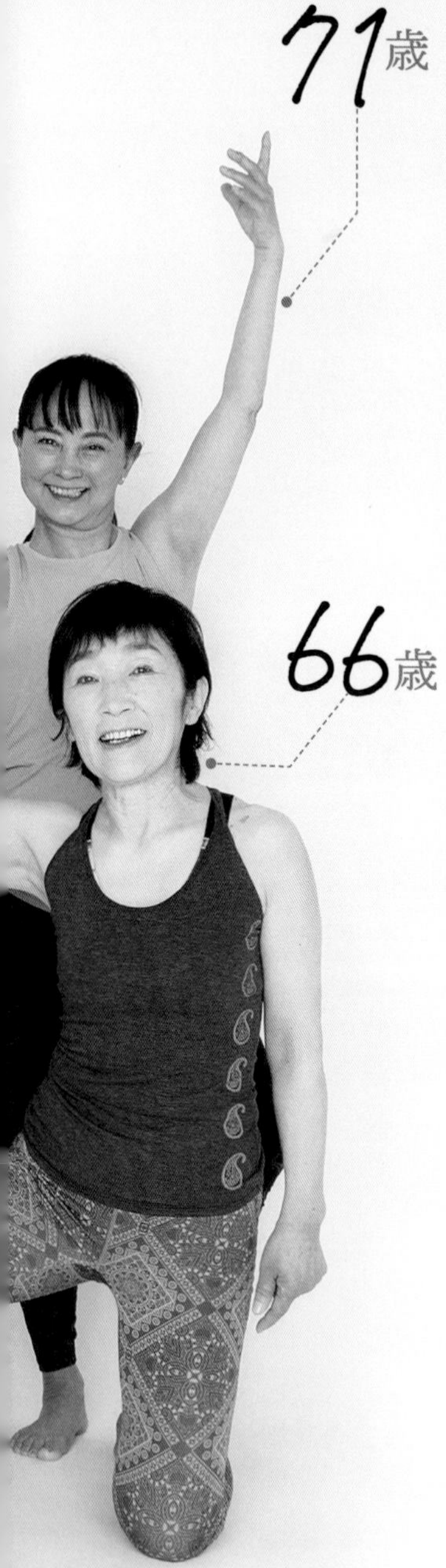

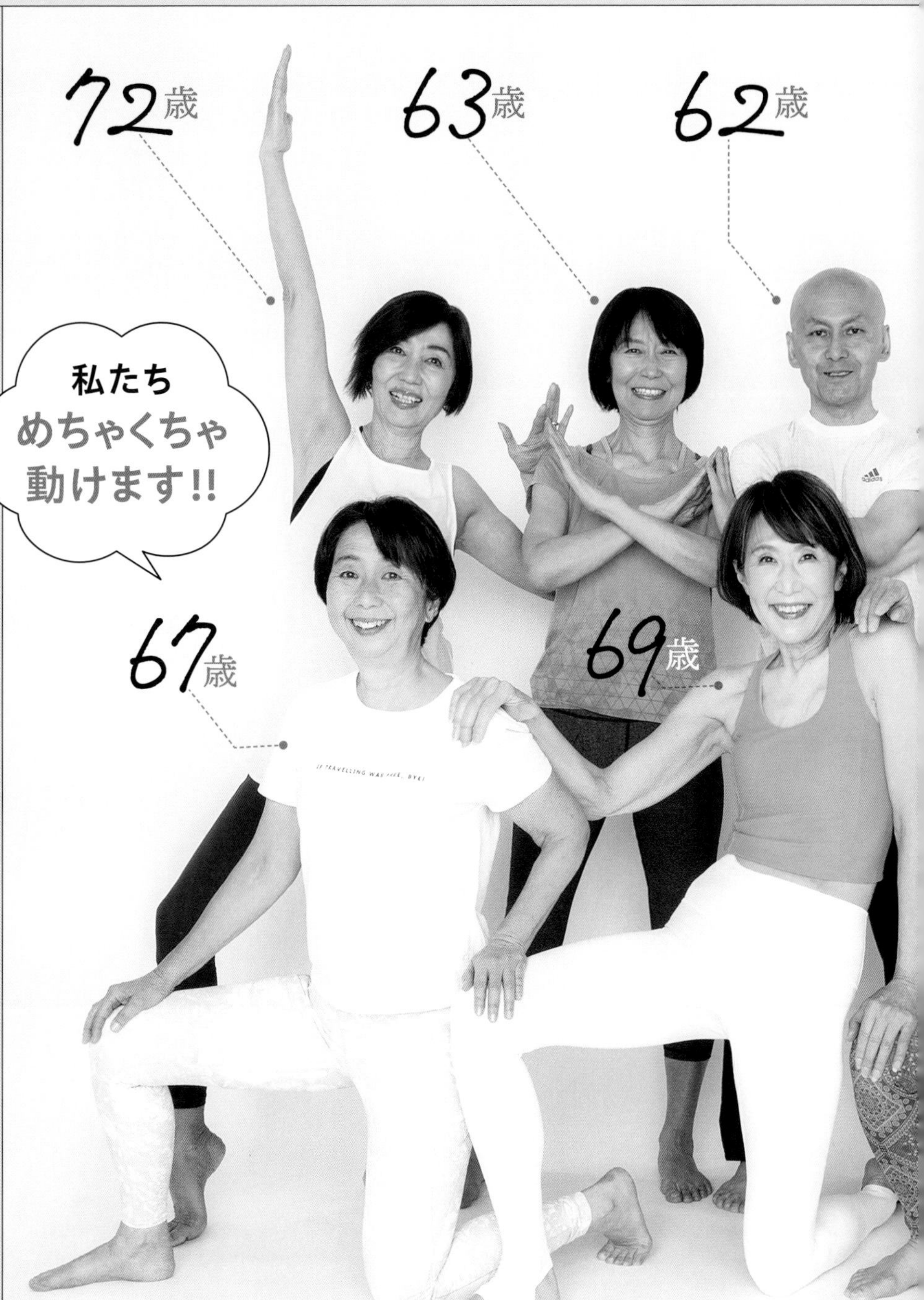
72歳
63歳
62歳
私たち
めちゃくちゃ
動けます!!
67歳
69歳

72歳

K・S さん

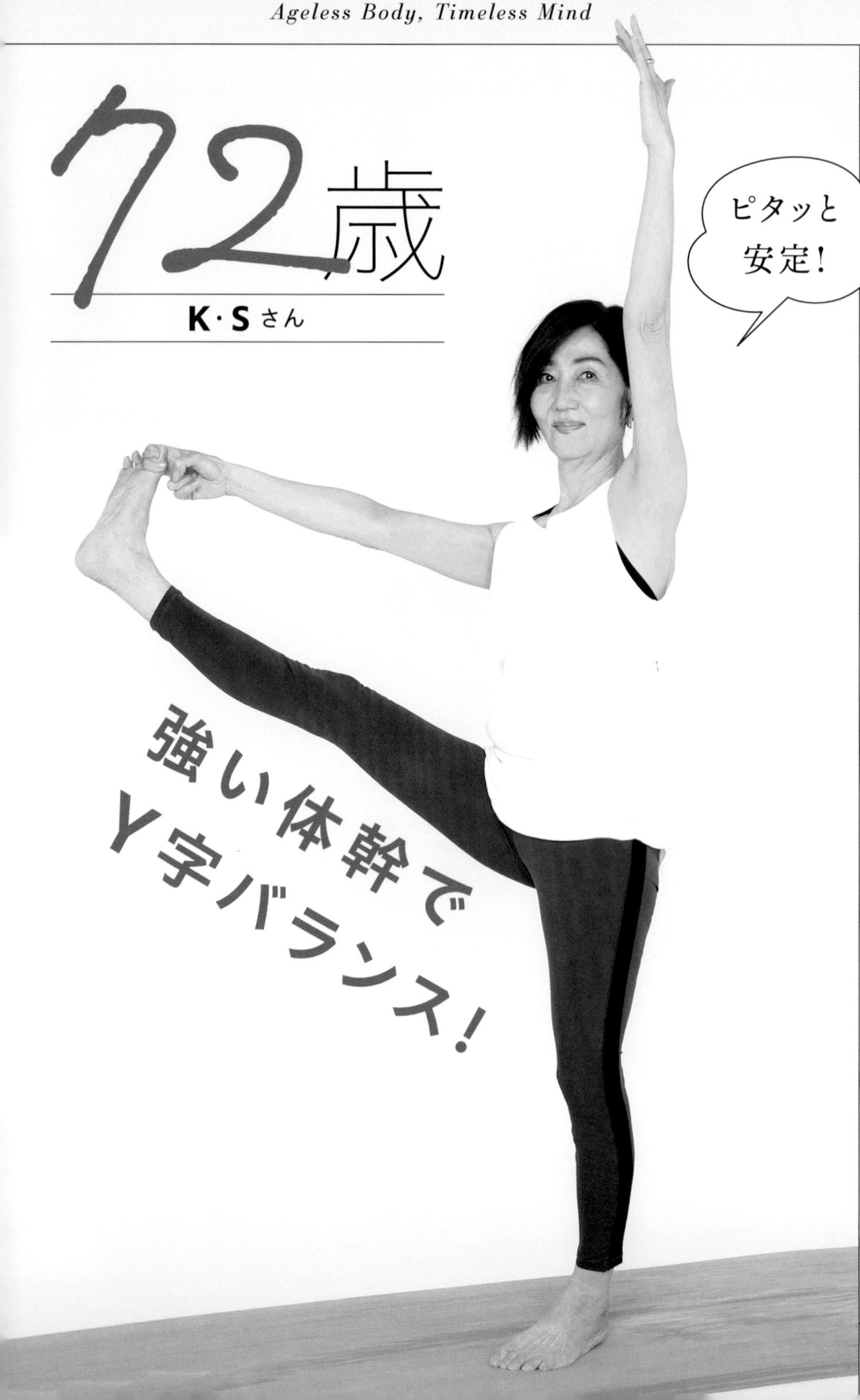

強い体幹で
Y字バランス!

「体を正しく使うことを意識して動き、ガチガチだった体が変わりました」

安定した姿勢でＹ字バランスを決めるＫ・Ｓさん。今の姿からは想像しにくいですが、以前は「体が硬かった」そう。「ヨガの安楽座、いわゆるあぐらになると脚が痛くて、つらくて。峯岸先生に『股関節の硬さが原因』と言われました。それから、脚の伸ばし方や腰の立て方など基本的な体の使い方を先生に教わり、2～3年が経った頃、股関節が柔らかくなってきたようで、今では安楽座がいちばんリラックスできるポーズになりました。正しく動くと、体って変わりますね」

写真のＹ字バランスも「体を正しく使うことがポイント」と話します。

「もしかしたら、筋肉をすごく鍛えているように思われるかもしれませんが、筋力は年相応。足指全部を使って大地をつかむように立つ、腰を反らさずにお腹を引き上げるなど、先生に教わった体の使い方を実践していたら、自然と体幹が安定し、ポーズをとれるようになっていました。できなかったことが、できるようになると自信につながりますね。新しいことに挑戦しようという気持ちにもなり、最近、新たにダンス系フィットネスを始めました。体が元気だと、心も元気になり、『今日もごきげん！』と思えることに幸せを感じています」

「硬い筋肉が柔軟になり、関節も動くようになって柔軟性がアップしました」

「初めて峯岸先生のレッスンを受けたとき、ストレッチをする先生の姿が美しくて。こんなに美しく動く人を見たことがないと思い、一生ついていこうと心に決めました」というH・Iさん。以来30年以上、峯岸さんの指導を受け、柔軟性バツグンの伸びやかな体に！

「以前、ダンスを習っていて、結構しっかり筋肉がついていたんです。ただ硬い筋肉で、体も硬く、今のような柔軟性はありませんでした。峯岸先生のクラスでは、いつも体を動かす準備を丁寧に行います。体の末端の足先から、少しずつ動かしていき、全身がほぐれると、体と一緒に心もほぐれる感じ。それを続けているうちに、硬かった筋肉が柔らかくなり、しなやかに動ける体に改善されていました。クラスに通っていると不思議なことに、昨日までできなかったことが、ふいにできる瞬間があるんですよね。前後開脚も、そうでした。少しずつ体を動かすことを続け、硬くなっていた関節や筋膜、筋肉が徐々にゆるみ、全部がうまい具合に噛み合った瞬間、できる動作が増えていくんですね。年齢を重ねて、体の左右差が広がったように感じることもありますが、これからも調整しながら、バランスのいい体を維持していきたいです」

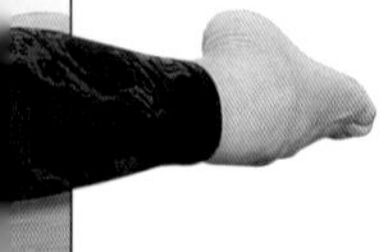

71歳

H・I さん

柔軟性
バツグン！

180°開脚をクリア！

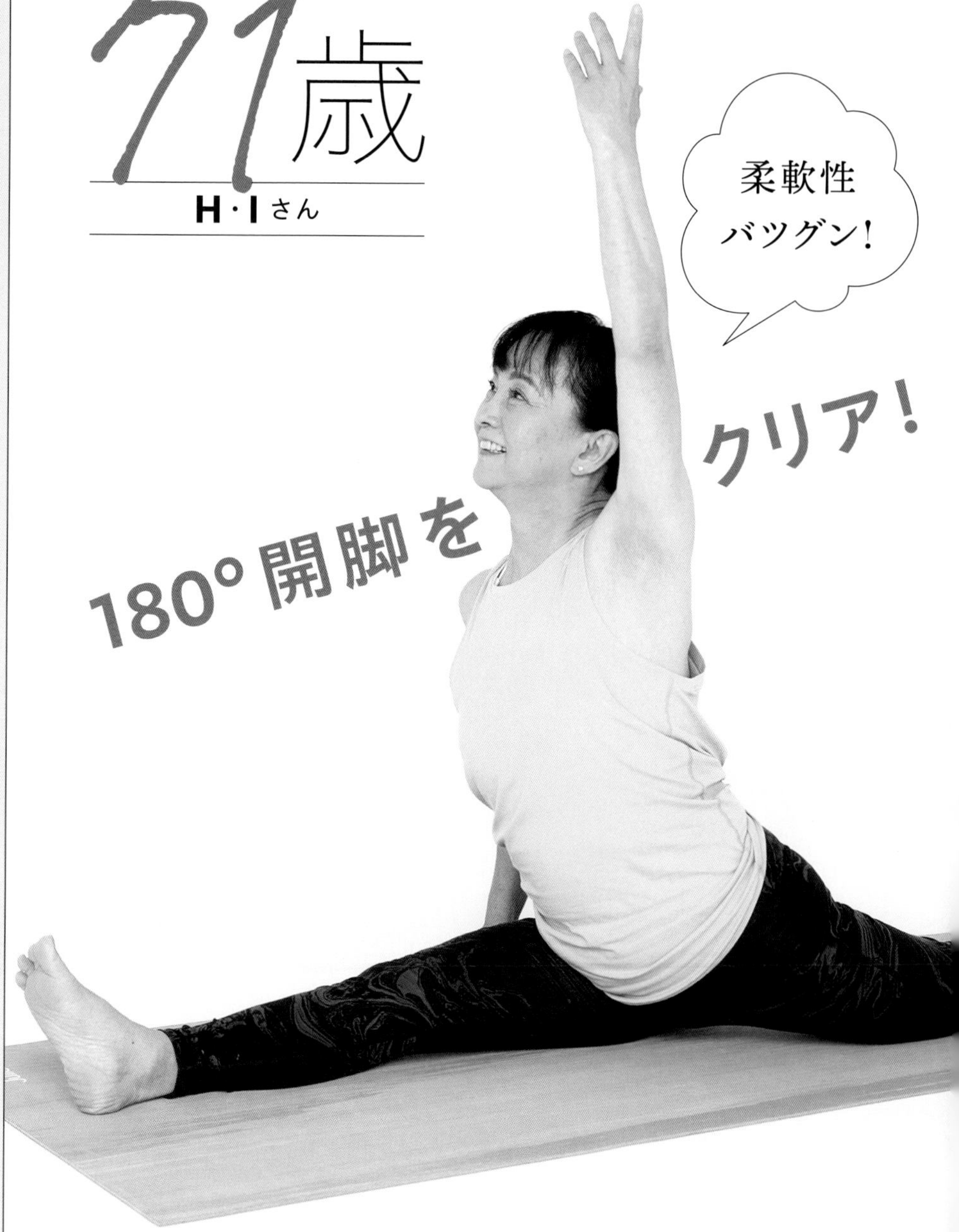

66歳

T・S さん

驚きのバランス力!

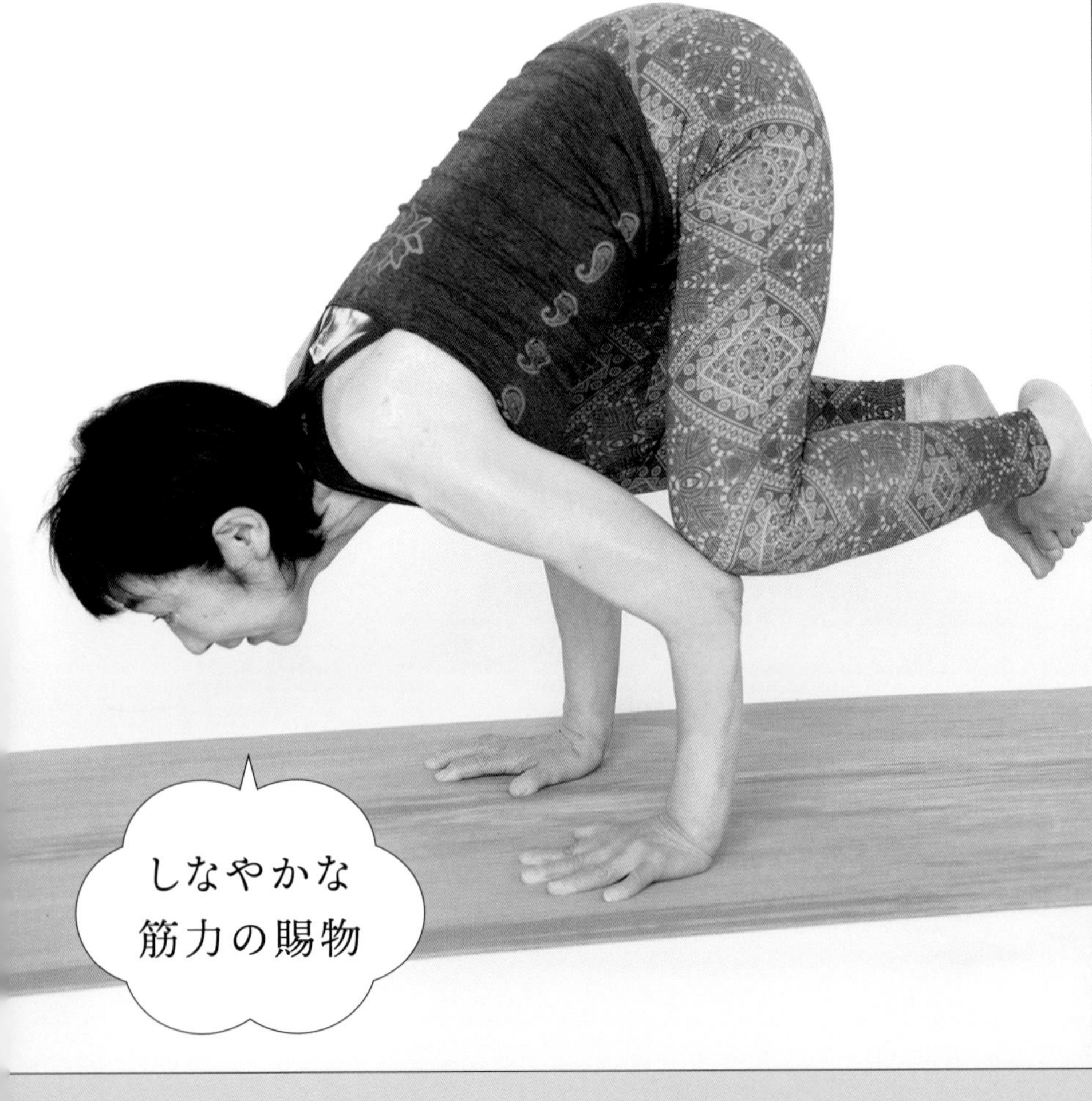

「体を動かすヒントを教わり、実践するうちに、できることが増えていきました」

「私はもともと体が硬く、ヨガができるのか心配でしたが、峯岸先生に『体が硬くても大丈夫！　ポーズをとるだけがヨガではなく、ポーズをとるまでの過程が大事だから』とおっしゃっていただき、続けることができました」とT・Sさん。

クラスに通い続けて、特に足首、肩甲骨、肩関節が柔らかくなったそう。

「足首を柔らかくしておくと、つまずき予防にもなるから大事と先生に言われ、生活の中でも、テレビを見ながら足首を回してケアしています。肩も、ゆらゆら動かすと肩甲骨がほぐれると教えていただき、試していたら、腕を動かしやすくなり、以前はできなかった両手を背中で組むことが、いつの間にかできるようになっていました。写真の腕でバランスをとるポーズも、ポーズを目指して練習していたわけではなくて、いつの間にか、できるようになっていて『あれ？　できてる？』って、自分で自分に驚きました。そうなると『次は、何が、できるようになるかな？』とクラスに行くのが楽しみなんですよね。でも反対に、前はできていたけど、今日は残念、という日もあります。そういうときは気にせず、できないものはできないと割り切り、できることをがんばろうと思っています」

伸びやかに動ける！

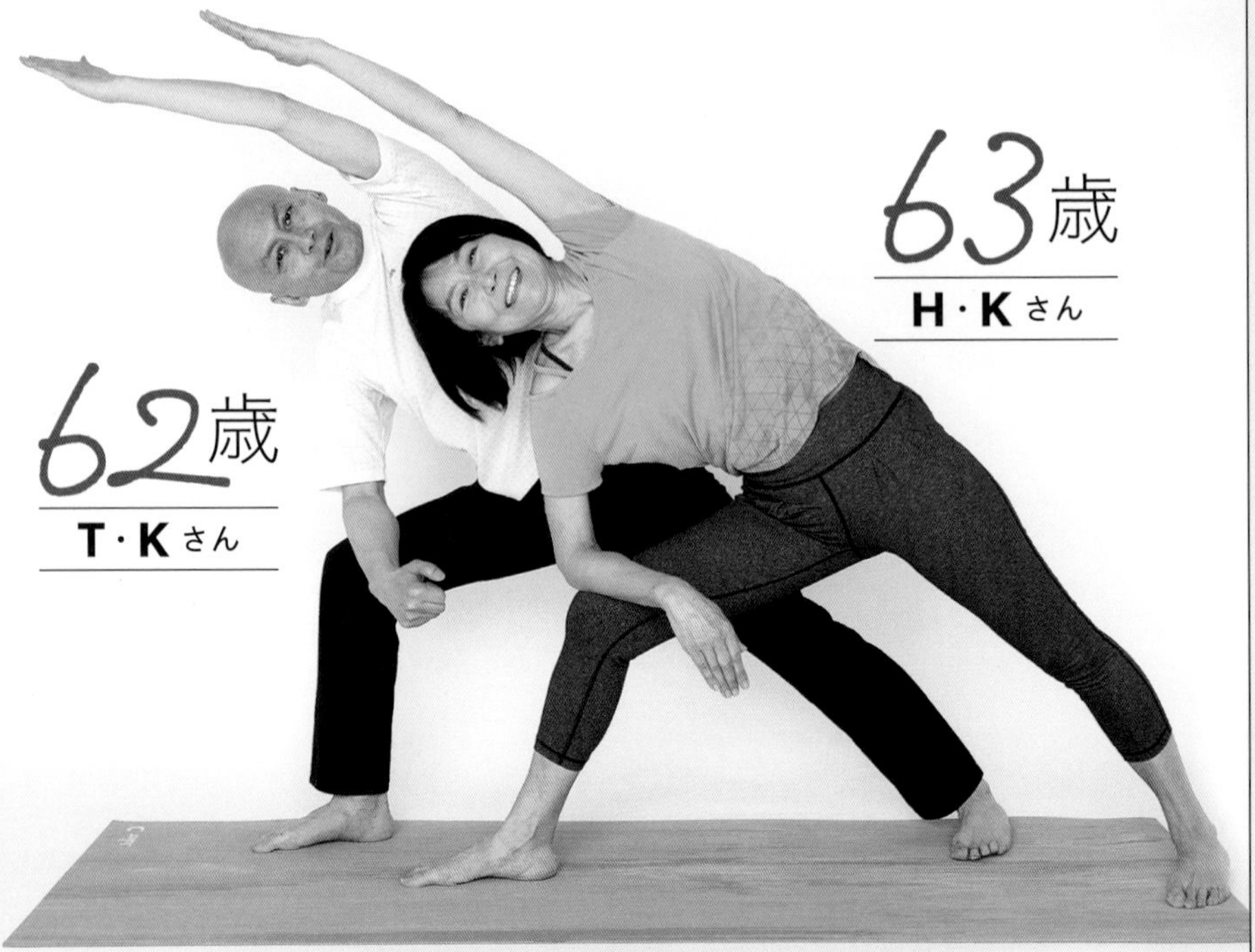

「関節の動きを意識するようになり、体の硬さを少しずつ解消できています」

H・Kさん（写真右）とT・Kさん（同左）は夫婦で半年ほど、峯岸メソッドを実践。「私は足首が硬く、しゃがむのがつらかったのですが、レッスンに参加するようになり、足首の硬さがほぐれ、大分ラクにしゃがめるようになりました。猫背も改善され、ショーウィンドウに映る自分の姿を見ると姿勢がよくなったことを実感でき、嬉しく感じています」とHさん。

Tさんは「前屈が少し深くなりました。先生に『前屈ができないのは股関節が動いていないから』と言われ、それまで体の硬さは筋肉の問題だと思っていたので、新たな発見でした。それから、股関節を意識して動くようになり、上半身を前に倒しやすくなって側屈も以前よりラクに。これからも関節に意識を向け、柔軟に動ける体を目指したいです」。お二人とも、将来もしなやかで安定感のある、転ばない体をキープするのが目標だそうです。

「足首が安定するようになり、歩き方が改善されたことを実感しています」

「峯岸先生のワークショップに参加したとき、『気づいていないかもしれないけれど、足首を故障したことがあるんじゃない？』と言われたことがきっかけで、スタジオに通うようになりました。というのも、以前から歩き方が不自然と指摘されることが多く、原因がわからなかったのですが、足首が原因と言われて納得できました。先生に、足の親指の付け根で地面を踏んでかかとを上げるつま先立ちを教えていただき、ふだん歩くときにも、親指の付け根で地面を押す意識を持つようになりました。そうしたら、今まで外側から減っていた靴のかかとの減り方が変わってフラットになり、足もとが整ってきたことを実感しました。足首が安定するようになり、ヨガポーズをとるときも快適になりました」

体がブレずに安定！

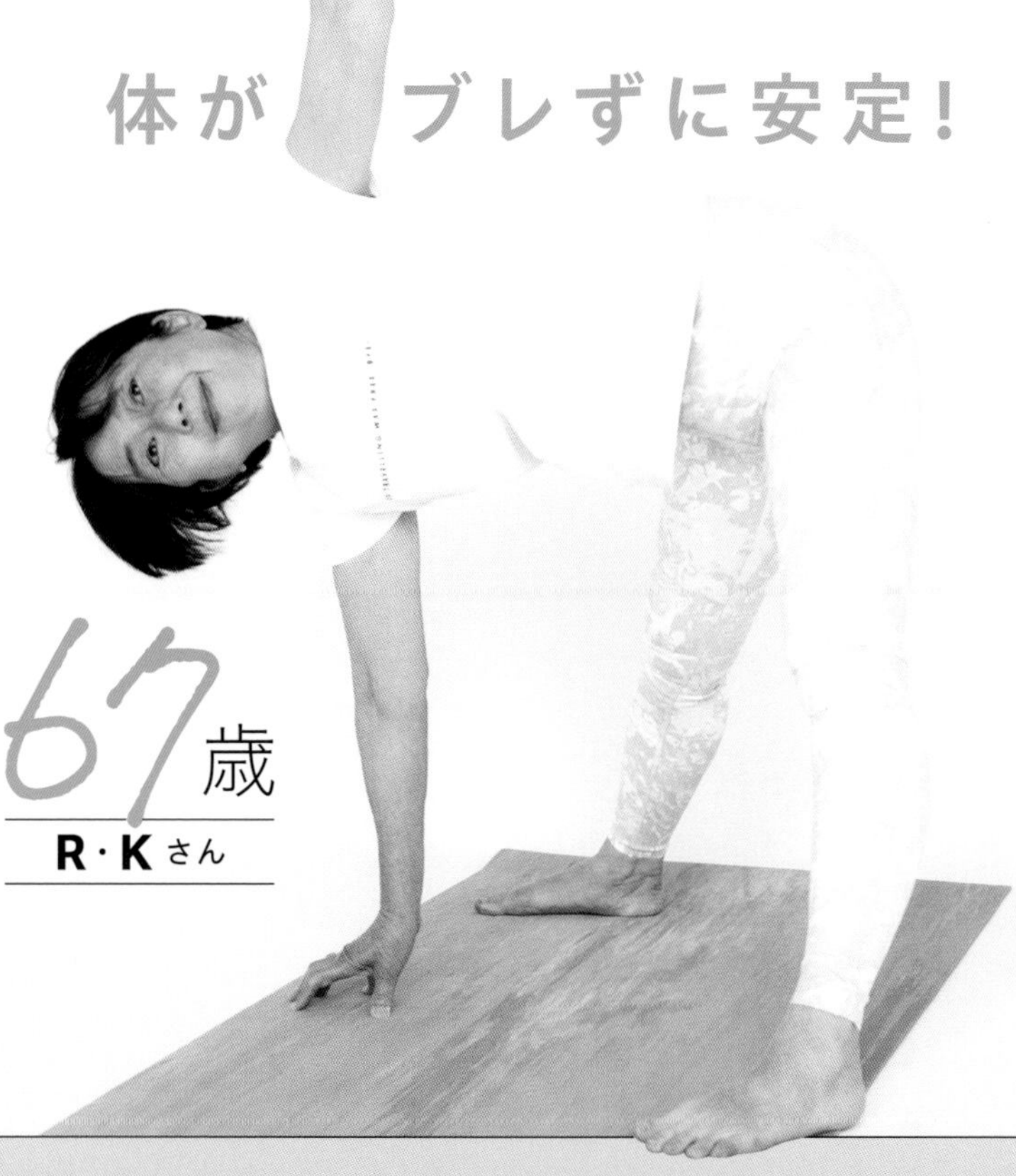

67歳

R・Kさん

峯岸式メソッドで一歩ずつ確実に体の機能を取り戻す！

私が指導するメソッドでは、歩く、立つ、座る、しゃがむ、寝た姿勢から起き上がる、といった日常動作をスムーズに、かつ快適に行うことを、何よりも大切に考えています。

前ページまでにＹ字バランスや前後開脚など、年齢を考えると非常にレベルの高いポーズをとる生徒さんがたくさん登場し、驚かれたかもしれませんが、決して、そこを目指しているわけではありません。ふだんのレッスンで峯岸式メソッドを続けていただいた結果、年齢を重ねても動ける体をキープでき、意図せず、ポーズも安定してできるようになったということにすぎないのです。

私が主宰するＢＭＹスタジオはヨガスタジオではありますが、ヨガだけを行っているわけではなく、ヨガの枠を超え、ボディワークの新たな展開を常に考えています。私自身がシニア世代に突入し、80歳、90歳になっても日常動作が

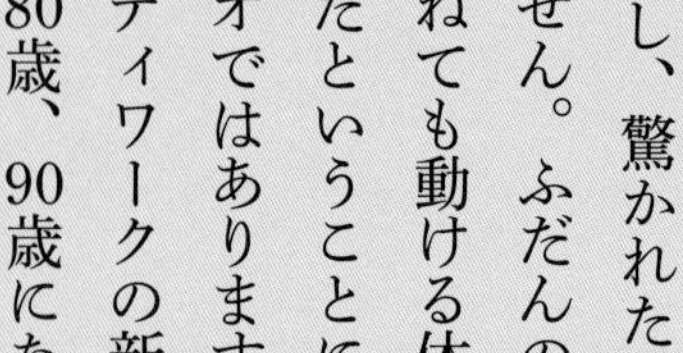

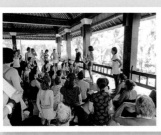

中国、韓国、インドネシアをはじめ、海外カンファレンスにも数多く登壇し、指導者の育成に従事。

苦にならず、快適に動ける体を維持するにはどうすればいいかを考えたとき、生まれもって備わっている体の機能を取り戻すことが大切だと気づきました。そこで考えたのが、「1分ハイハイ」をはじめとする本書のメソッドです。

本書のメソッドは、3ステップで行います。まずは硬くなっている関節を、再び、動ける関節に戻していきます。1分ハイハイは、このファーストステップ。次に、とっさのときにもサッと動けるよう、複数の関節を連動させる練習をします。そして最後に、より安定した疲れにくい動きができる、しなやかな筋肉を育てます。そのどれもが、気軽に始められるものばかりです。

1ステップずつ、本来の体の機能を取り戻していきましょう！

【峯岸式メソッドのステップ】

PART 1 (P27)
動ける関節にする

運動不足や加齢による影響で、硬く動きづらくなった関節を、1分ハイハイで再び動ける状態に調整します。

PART 2 (P63)
ケガしない関節にする

とっさのときに動けないと、ケガにつながります。複数の関節を瞬時に連動させて、身を守る動きを練習します。

PART 3 (P79)
疲れない筋肉にする

正しいフォームで、安定した疲れにくい動きができるよう、筋肉のコンディションを整え、必要な筋力を育みます。

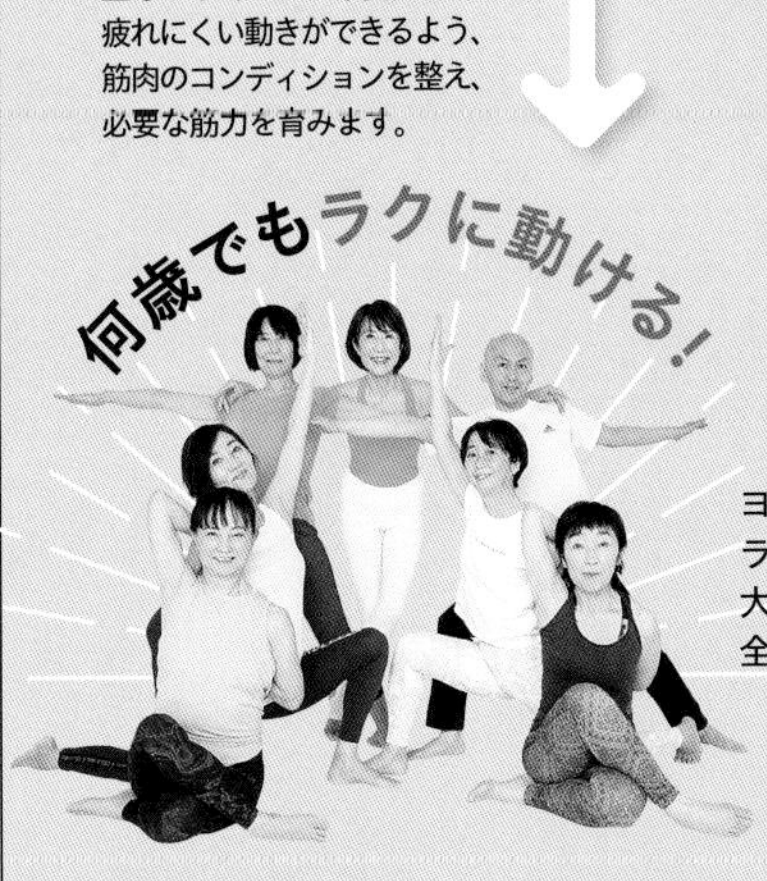

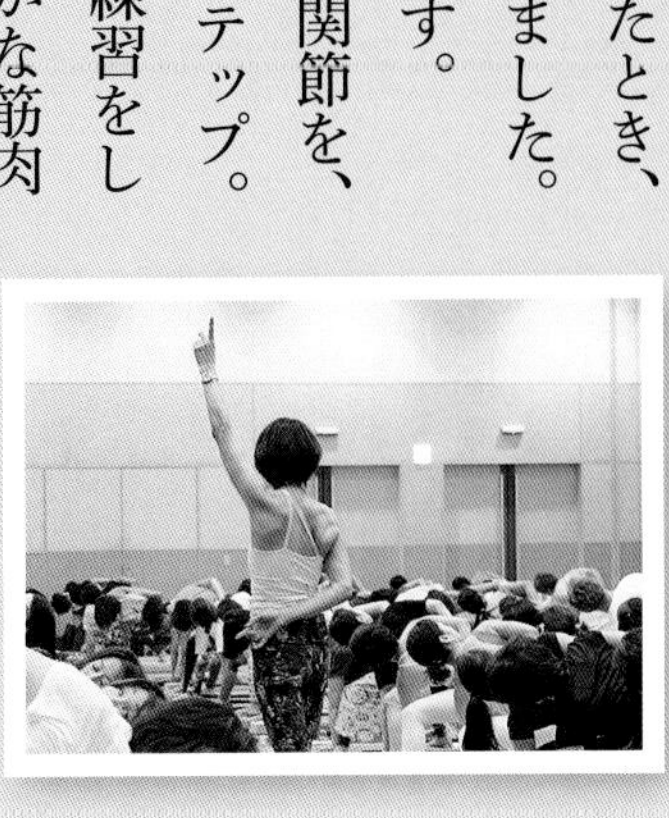

ヨガのトップインストラクターとして数々の大型イベントに登壇。全国で指導を行う。

もくじ

動ける関節は「1分ハイハイ」でつくれます！……6
1分ハイハイであなたの関節に若さがめぐる……8
動ける関節は元気な体の基礎。1分ハイハイで年齢を重ねても快適に動ける体へ！……10
あなたもなれる！峯岸式メソッドで衰え知らずの元気な体！……12
峯岸式メソッドで一歩ずつ確実に体の機能を取り戻す！……22

PART 1 ラクに動ける体をつくる！ 1分ハイハイ 27

あなたの関節は動ける関節？ガチガチ関節？……28
関節がラクラク動けるフォームをつくっている……30
やってはいけない動かない関節での筋トレ……32
1分ハイハイで得られる 動ける関節が人生を輝かせる！……34

始めよう！1分ハイハイ

準備 ジ〜ッ……38
01 ハイハイ……40
02 ユラユラ……42
03 グルグル……44
効果を上げるコツがわかる 1分ハイハイQ&A……46
ハイハイに加えるともっと関節に若さがみなぎる！ 肩関節・股関節 可動域アップ体操……48
肩関節・股関節はさまざまな動作のキーポイント……50

肩関節

腕が軽〜く上がる! はばたき体操 …… 52

遠くの物をサッと取れる 腕組みプッシュ …… 54

後ろ手の作業もラクラク 腰手まくら …… 55

高いところの物を難なく取れる 腕引き …… 56

固いボトルの蓋を開けるのが簡単! カクカクばんざい …… 57

股関節

立つ・座るがサッとできる! 後ろ手屈伸 …… 58

ラクに開脚できる 横キック …… 60

座り姿勢が自由自在 ひざパタパタ …… 61

コラム 猫背を改善して背すじがピン! 棒でゆらゆらストレッチ …… 62

PART 2 ケガをしない体をつくる! とっさの1分連動ワーク 63

とっさの動きができずに起こる! 中高年のケガあるある …… 64

とっさのときに関節をすばやく連動できればケガは防げる! …… 66

身を守る関節の動きを体に思い出させよう! …… 68

後ろに倒れたときに頭を打つを防ぐ 丸まり受け身 …… 70

立ち上がろうとしてよろけて転ぶを防ぐ プリ尻立ち …… 72

わずかな段差につまずいて転ぶを防ぐ パタパタ寝返り …… 74

前から来た人をよけられずに衝突を防ぐ 歩いてターン …… 76

コラム プリ尻で立つ・座るが劇的にラクになる! …… 78

PART 3
疲れにくい体をつくる！
1分筋膜ほぐし …… 79

ささいなことでヘトヘト……
中高年の疲れあるある …… 80
しなやかな筋肉になると
のびのび動けて疲れにくい！ …… 82
まず筋膜をほぐすことが
しなやかな筋肉になる近道！ …… 84

1分筋膜ほぐし
スッと背すじが伸びる 床押しユラユラ …… 86
肩が軽く上がる 手首伸ばし …… 88
体幹を安定させる わき腹もみ …… 89
スタスタ歩ける 頭頂部もみ …… 90
体をラクにねじる 後頭部もみ …… 91
階段を軽々とのぼる 足首ワイパー …… 92

筋膜ほぐしに加えるともっと筋肉がしなやかに強くなる
だいじな筋肉まとめて動かし体操 …… 94
お腹まわりの筋肉をまとめて動かす ひざポン …… 95
足もとの筋肉をまとめて動かす かかと上げ …… 96
足腰の筋肉をまとめて動かす すもう体操 …… 97
上半身の筋肉をまとめて動かす タオル上げ …… 98

PART 4
【峯岸式】
動ける体と安定した心を
キープする暮らし方 …… 99

「今できること」から自分の世界を広げよう …… 100
年齢を重ねたら
骨トレの積み重ねが物を言います …… 102
一日ひとつ、目標を決めて筋トレしています …… 104
たった一人のためでもいい。
誰かに喜んでもらうことが
自分を生かし続けること …… 106

注意

●本書で紹介している動きを実践するにあたり、背骨を含めた関節に炎症等があり痛みを伴っている方、その他の痛みがある方、持病のある方、ケガをしている方、通院中の方など、体調に何かしらの不安がある方は、医師または医療機関にご相談の上、慎重に行って下さい。●行っているときに痛みや違和感を覚えた場合はすぐに中止してください。●行う際は周囲の環境に気をつけ、安全に行ってください。

PART 1

ラクに動ける体をつくる!

1分 ハイハイ

年齢を重ねてもラクに動ける体をつくる秘訣は、なめらかに動ける「関節」を保つこと! ガチガチに硬くなった大人の関節に再び動きを取り戻すのは、1分間の「ハイハイ」です。

Check!

あなたの関節は 動ける関節? ガチガチ関節?

動ける体を目指すために、まずは今の関節の状態を確認しましょう。3つの動作を試し、動ける関節か、ガチガチ関節かをチェック!

CHECK 1

体育座りから腰を浮かせられますか?

STEP 1

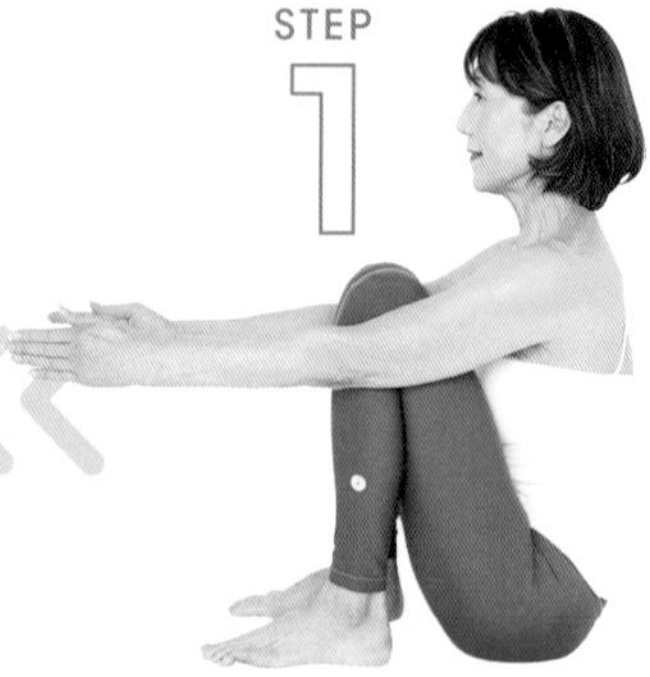

体育座りになり、体の近くにかかとを引き寄せて、両腕を前へ伸ばす。

CHECK 2

四つ這いから片足を前に出せますか?

STEP 1

四つ這いになり、肩の真下に両手、腰の真下に両ひざをつく。

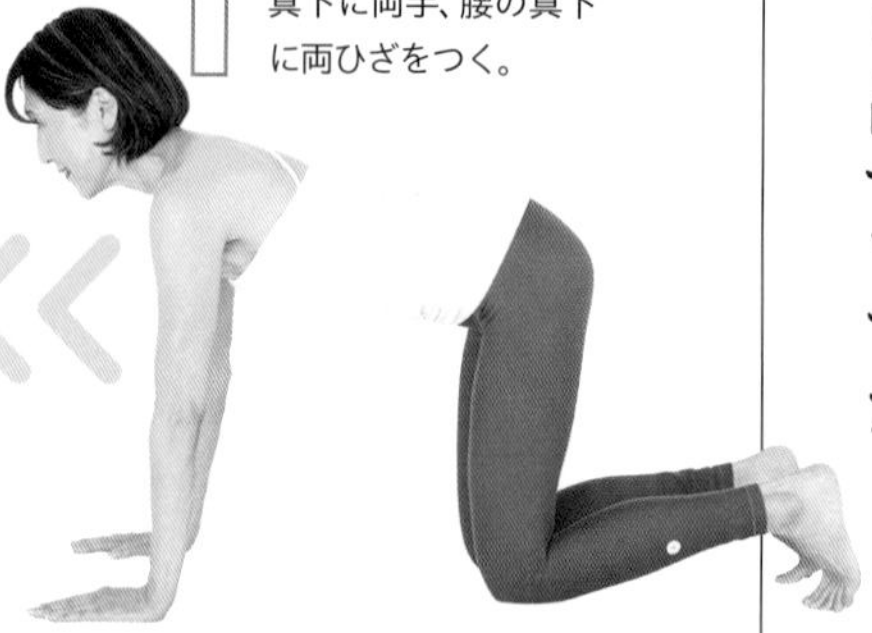

CHECK 3

正座からサッと立ち上がれますか?

STEP 1

ひざ立ちになり、足指を立てる。かかとにお尻を下ろし、背中を伸ばす。

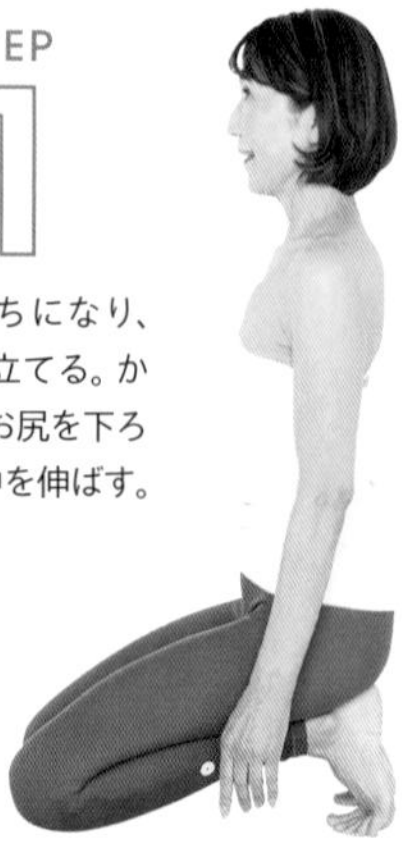

できない人は…

足首関節 ガチガチ

体育座りから腰を浮かすには、特に足首の関節をスムーズに動かし、お尻から足への重心移動が自然にできることが必要です。

STEP 2

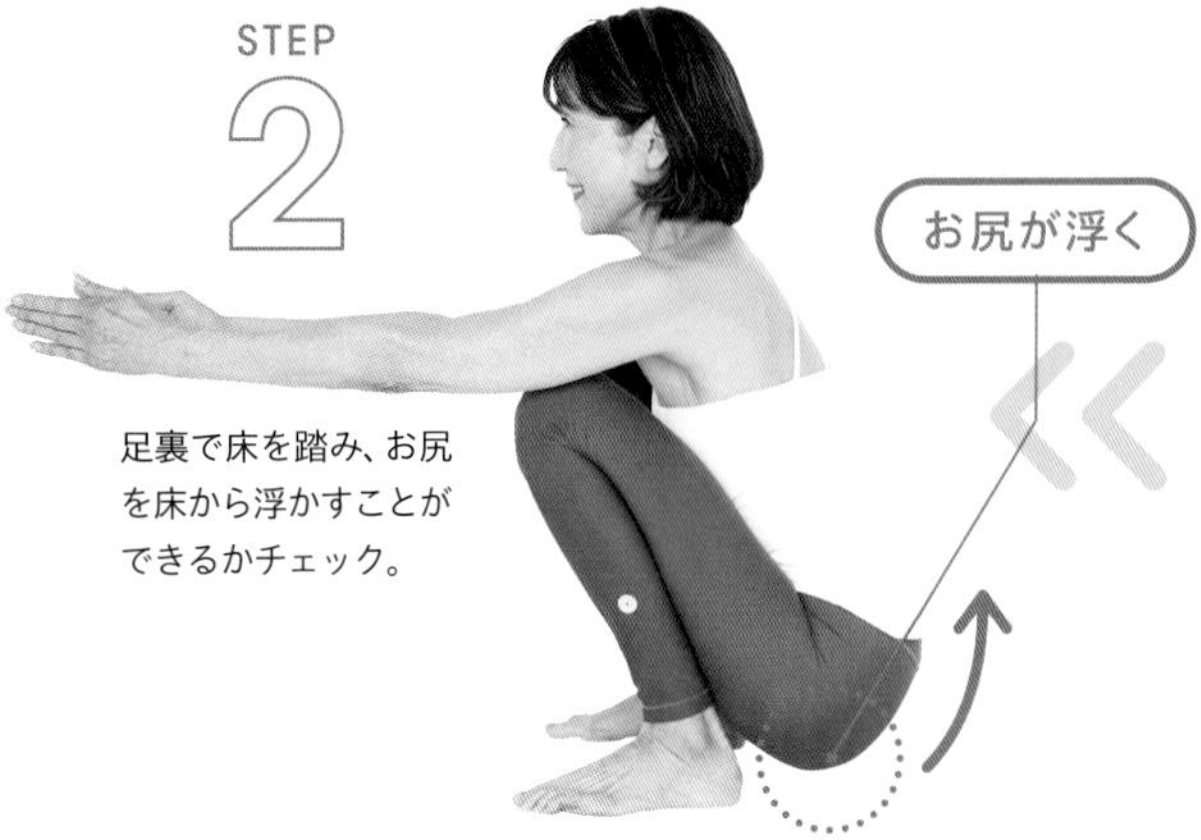

足裏で床を踏み、お尻を床から浮かすことができるかチェック。

できない人は…

肩関節 ガチガチ

下半身だけの動作のようですが、肩関節と連動する肩甲骨を外側に開き、背中にアーチをつくって腕を長く使うことで足がラクに前に出ます。

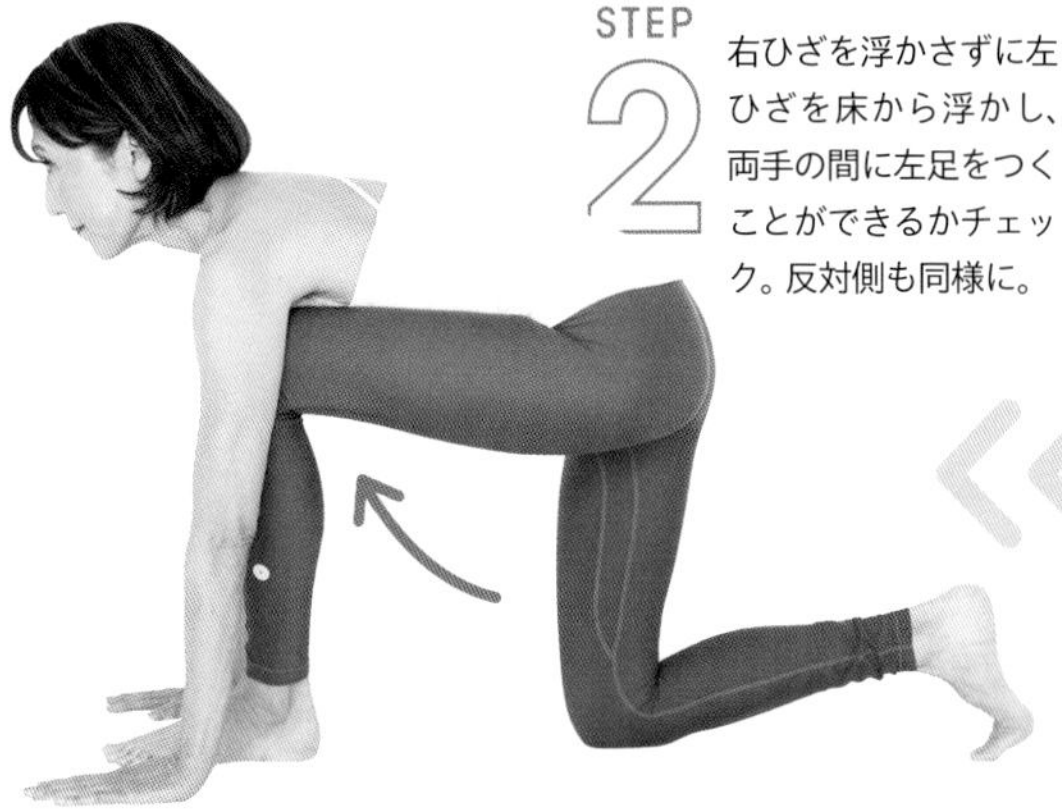

STEP 2

右ひざを浮かさずに左ひざを床から浮かし、両手の間に左足をつくことができるかチェック。反対側も同様に。

できない人は…

股関節 ガチガチ

座った状態から、止まることなくスムーズに腰を持ち上げて、適切な位置に片足を前に出す。この動作ができないのは、特に股関節が硬いサイン。

STEP 3

足裏で床を押し、手を使わずに、ひざを伸ばして立ち上がる。1～3を流れるようにできるかチェック。反対側も同様に。

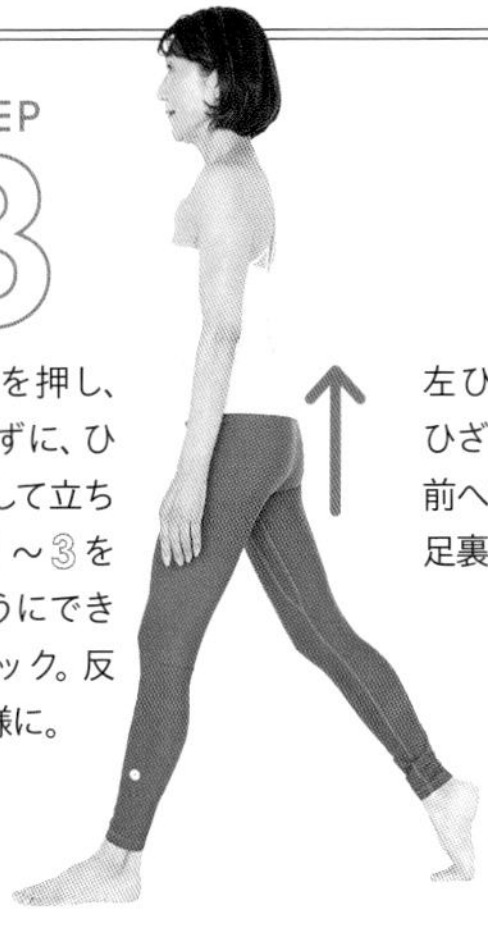

STEP 2

左ひざを浮かし、ひざ下をまっすぐ前へ動かしながら足裏を床につける。

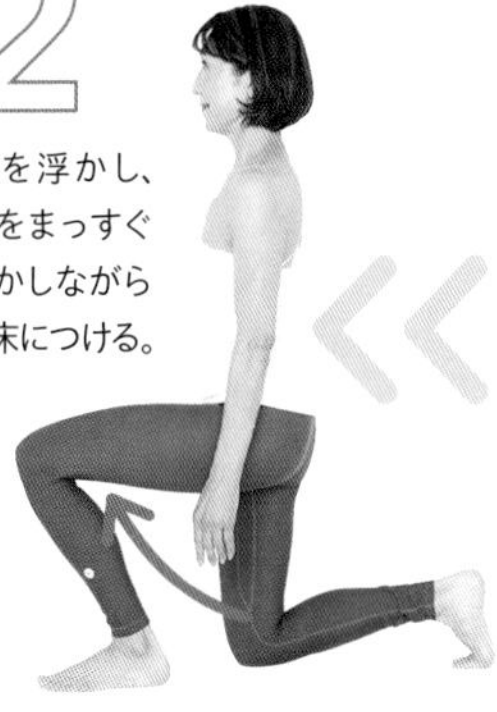

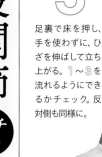

関節がラクラク動けるフォームをつくっている

軽やかに、快適に動ける体をキープすること。それは年齢を重ねてからも人生をより楽しく、有意義に過ごすために、とても重要なことです。では、「快適に動く」とはどういうことでしょう？

それは立つ、座る、歩くなど、行いたい動作を「正しいフォーム」で行えることです。

例えば、歩くときの正しいフォームは、左ページの右側のフォームです。このフォームに体をセットできると、バランスが安定し、体のどこにもムダな力が入ることがなく、ラクにスタスタ歩くことができます。

一方、左側のようにフォームが崩れると、バランスをとるために、本来使う必要のない部位を使って動作を補うことになります。その結果、トボトボとしか歩けないうえ、疲れたり、関節に痛みが生じて動くことが不快になります。

正しいフォームをつくるためのキーポイントとなるのが「動ける関節」です。

なぜかというと、骨と骨とをつなぐ関節がなめらかに動き、骨を正しい方向に向けてくれることではじめて、正しいフォームをつくることができるからです。

年齢を重ねると、体が思うように動かず、動くのがおっくうになりがちです。それは、日常的な運動不足や加齢などにより、関節がガチガチに硬くなり、動かなくなっていることが大きな原因といえます。

関節が動かないと

トボトボ歩くフォームになる

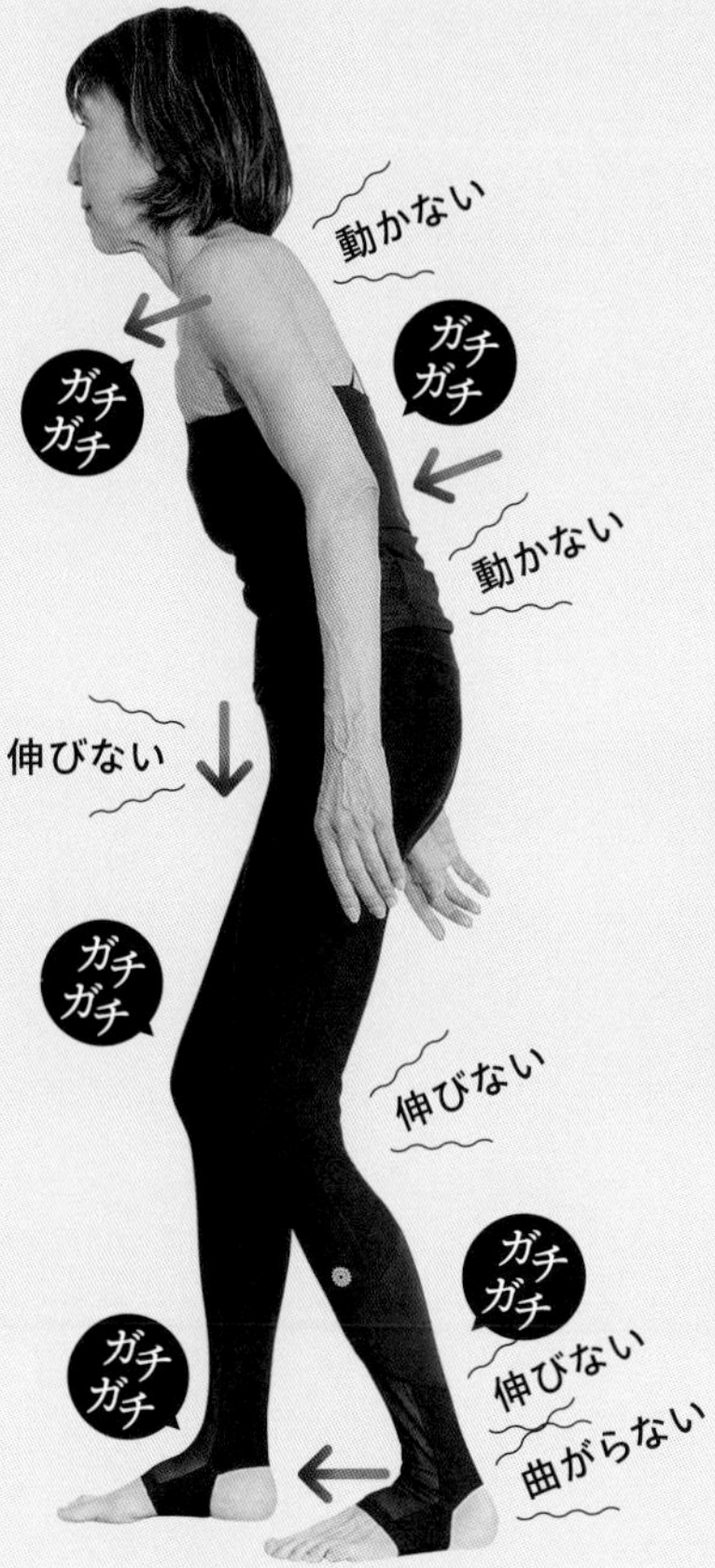
動かない
ガチガチ
ガチガチ
動かない
伸びない
ガチガチ
伸びない
ガチガチ
ガチガチ
伸びない
曲がらない

関節がガチガチで十分に動かないと、正しいフォームをとろうとしてもとれない。すると、歩幅が小さくなり、トボトボ歩きになる。

関節がしっかり動くと

スタスタ歩けるフォームになる

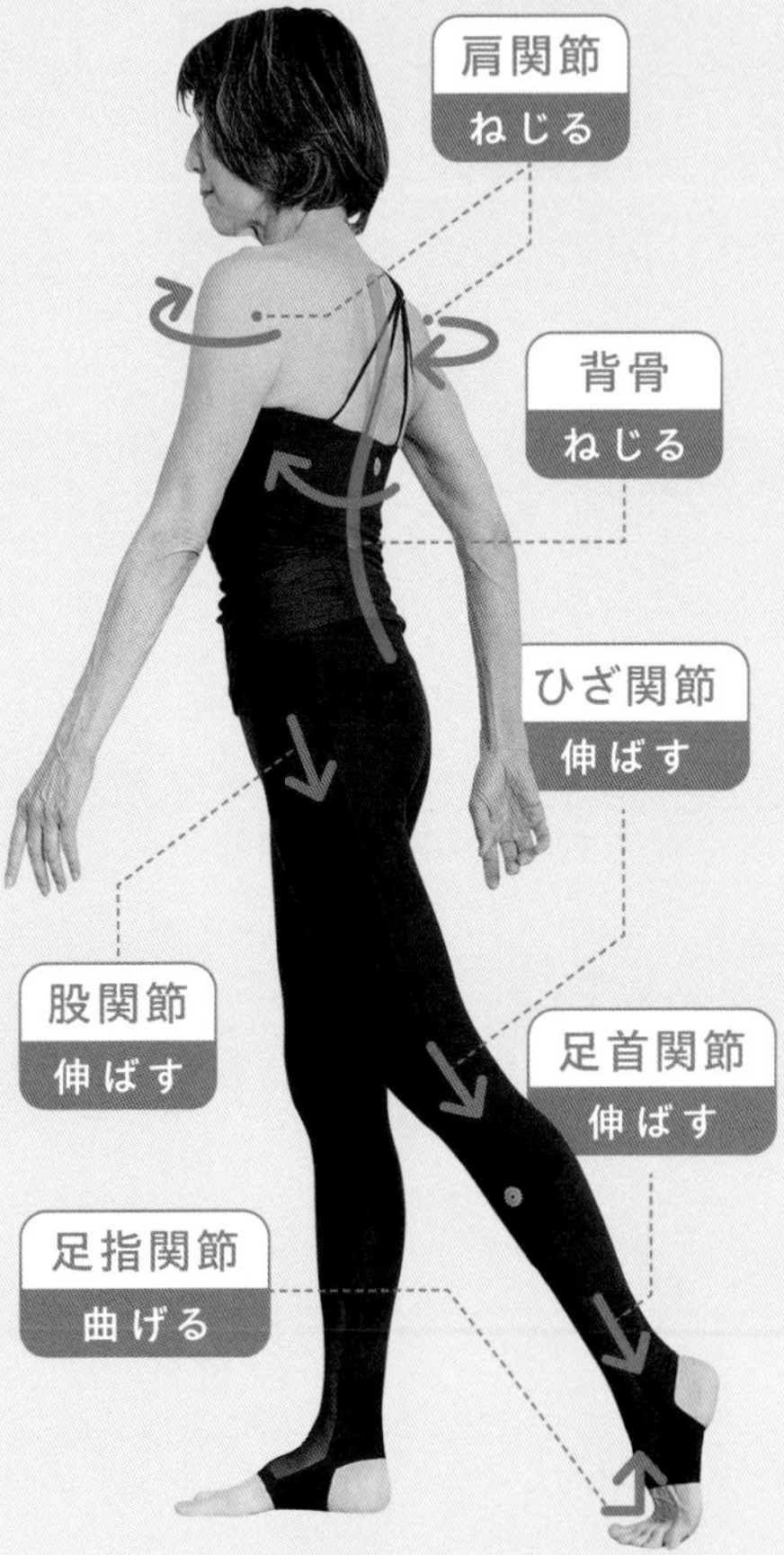
肩関節
ねじる
背骨
ねじる
ひざ関節
伸ばす
股関節
伸ばす
足首関節
伸ばす
足指関節
曲げる

足を踏み出した際、逆脚の股関節・ひざ・足首関節を伸ばして足指関節で地面を押し、背骨・肩関節をねじることで正しいフォームに。

やってはいけない動かない関節での筋トレ

だめ！

絶対！

体の衰えを感じると「筋肉を鍛えなくちゃ！」と、あわててネット動画を参考にしたり、スポーツジムに入会して、いきなり激しい筋トレを始める人も多いようです。でも、それは危険。その前に、まずは関節を、動ける状態に戻してほしいのです。

年齢を重ねて体が思うように動かず、衰えを感じる人は、関節がガチガチに硬くなっていがち。そのため、さまざまな動作の正しいフォームをとることが困難に。

その状態で筋トレを行うと、筋肉を鍛えるためのフォームを正しくとれないばかりか、崩れたフォームで、体にとっては不自然な動きをくり返すことに。結果的に関節に過剰な負荷がかかり、痛みや炎症などのトラブルを招いて、逆効果になってしまいます。

関節がガチガチに硬い人はハードな筋トレを始める前に、まずは関節をケアし、動ける状態に整えることが大切。そのために行いたいのが「1分ハイハイ」です。

赤ちゃんも行うハイハイの姿勢は重力の影響を受けにくく、筋肉の力みが自然と抜ける姿勢。筋肉の抵抗が少なく、関節をさまざまな方向に、しっかり動かすことができます。関節が動くことで関節まわりにある、潤滑油のような存在の「滑液」のめぐりを促進。同時に、関節とつながる腱や筋肉の硬さもほぐれます。それによってガチガチの関節が、なめらかに動ける状態を取り戻します。

股関節が動く
下半身の
筋力アップ!
重心

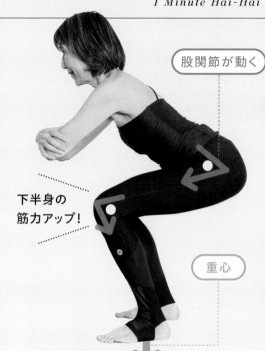

動ける関節だと 効果的なスクワット

股関節をしっかり動かしてお尻を後ろに引き、ひざを曲げる正しいフォームになり、下半身の筋肉を効果的に鍛えることができる。

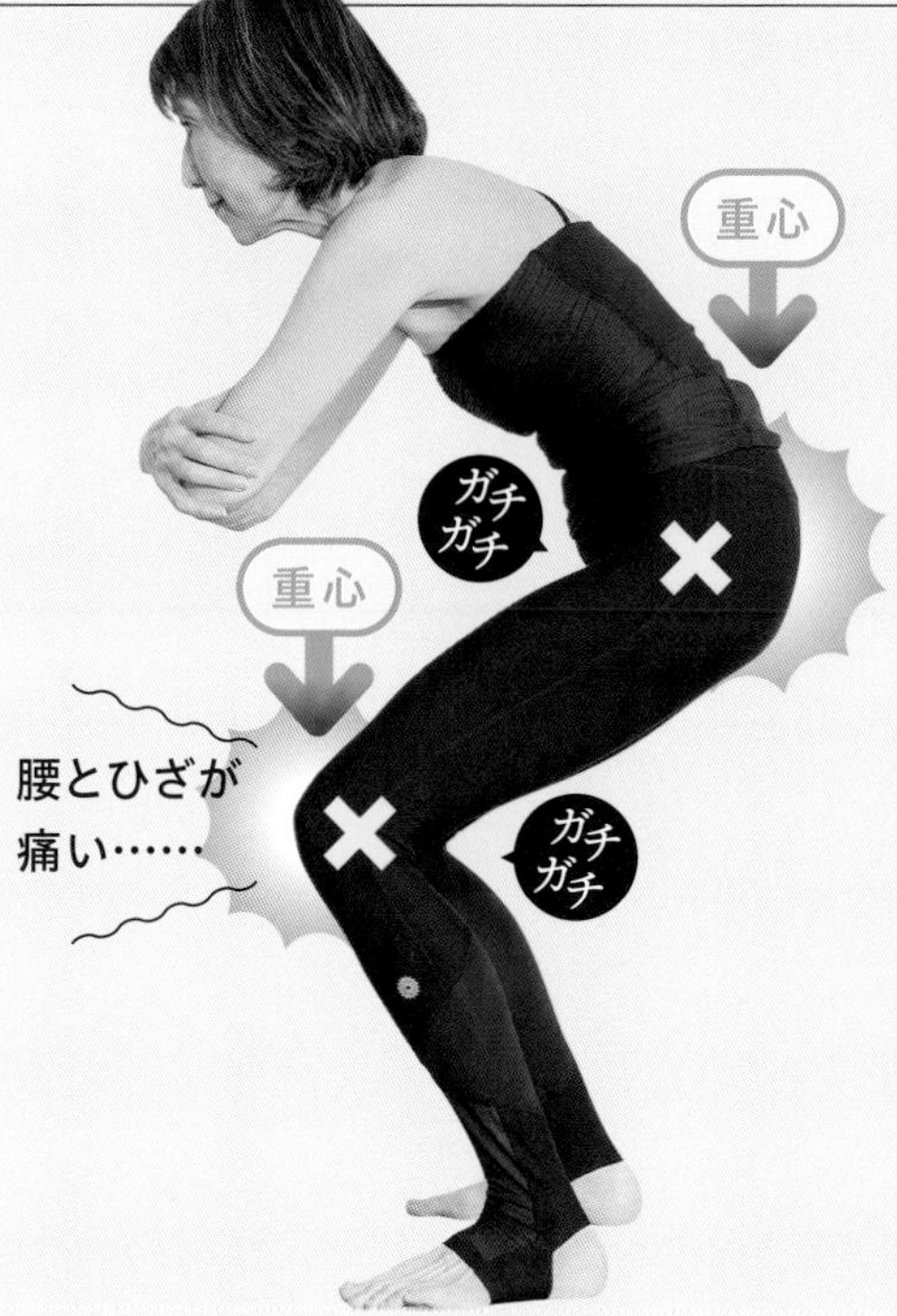
重心
ガチ
ガチ
重心
腰とひざが
痛い……
ガチ
ガチ

ガチガチ関節だと 関節を傷めて逆効果!

関節がうまく機能しないと正しいフォームをとりにくく、効果がダウン。腰とひざに負担がかかり、痛みやケガを招きやすくなる。

1分ハイハイで得られる動ける関節が人生を輝かせる!

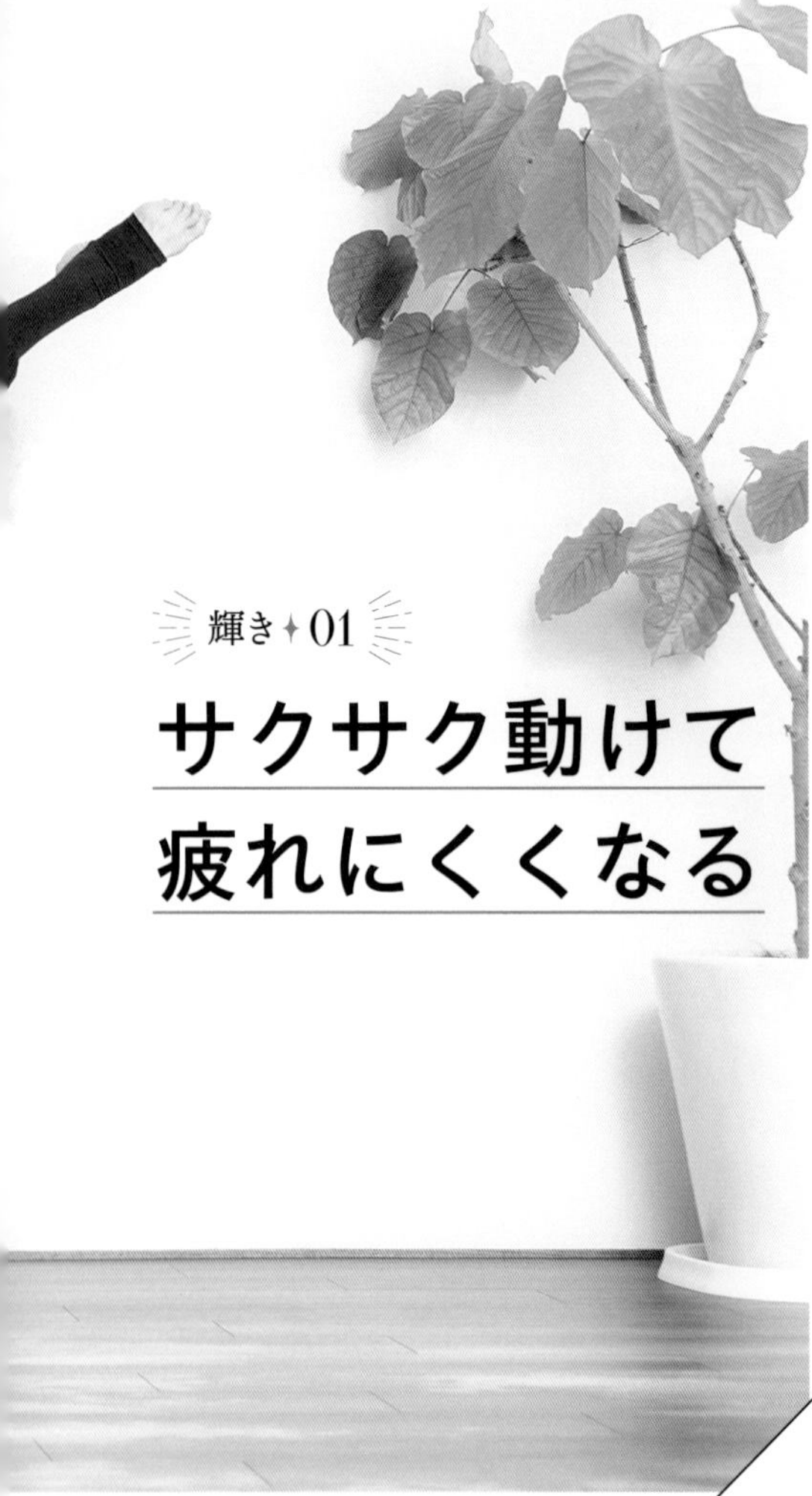

輝き✦01

サクサク動けて疲れにくくなる

歩く、起き上がる、腕を伸ばすなど、どの動作にもそれを行うために、もっともラクで効率のよいフォームがあります。骨と骨とのジョイント部分である関節がなめらかに動くようになると、骨が望み通りの方向にスムーズに向き、そのフォームを形づくることができるように。すると、今まではつらくおっくうだった動作も、サクサクできる体に変わります。

効率よく体を動かすことができるので、ムダな動作が減り、疲れにくくもなります。体が元気だと気持ちも自然と明るくなり、毎日をポジティブに過ごすことができるように!

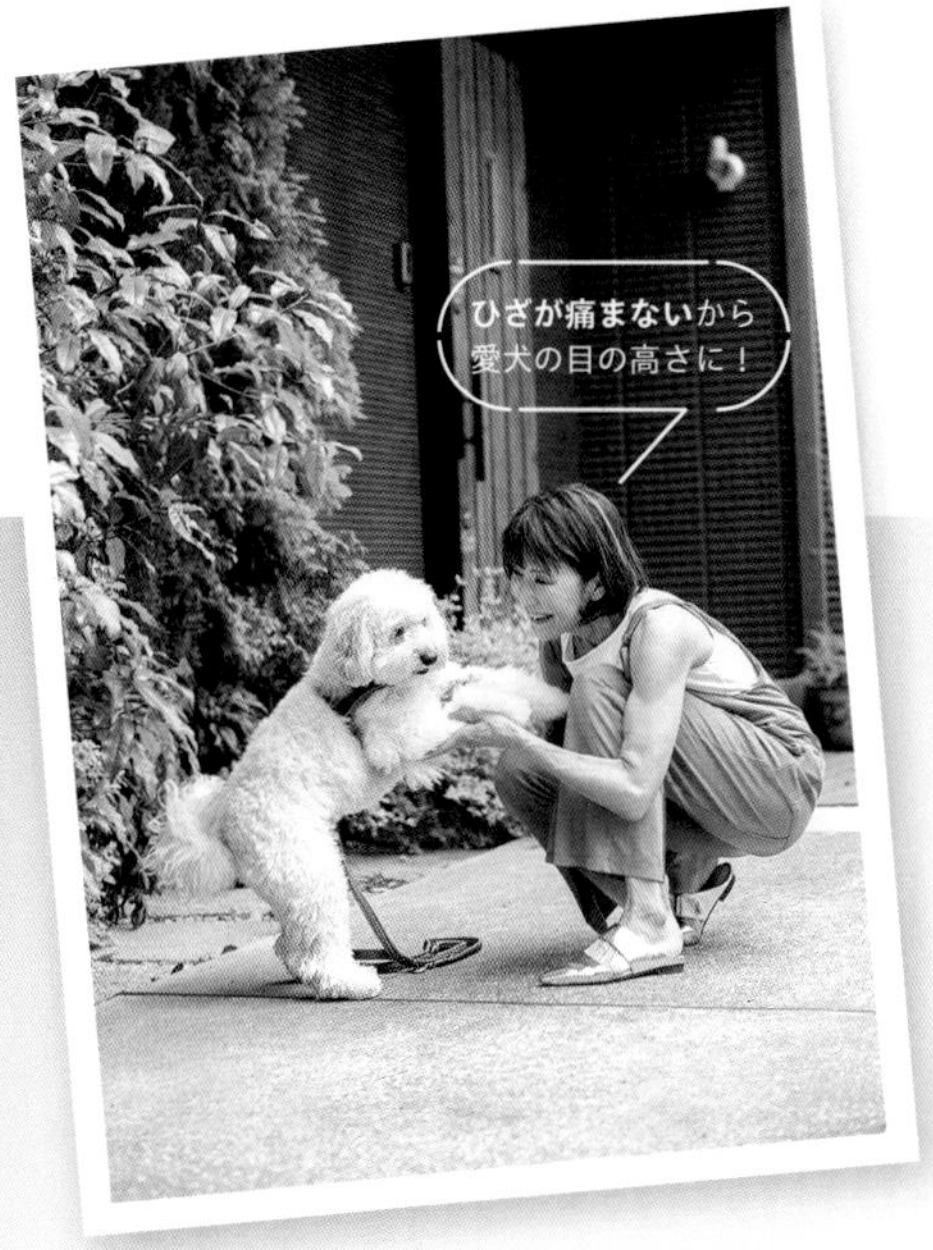
ひざが痛まないから
愛犬の目の高さに！

輝き✦02

関節に負担がなく体が痛くない！

関節が硬くなって動きづらいと、姿勢がアンバランスになります。すると、重心がどこかの関節に偏ってかかることになり、傷めたり、痛みを引き起こすことに。1分ハイハイで関節がなめらかに動くようになれば、姿勢のバランスがぐんとアップ！　つらい関節の痛みを防ぎます。

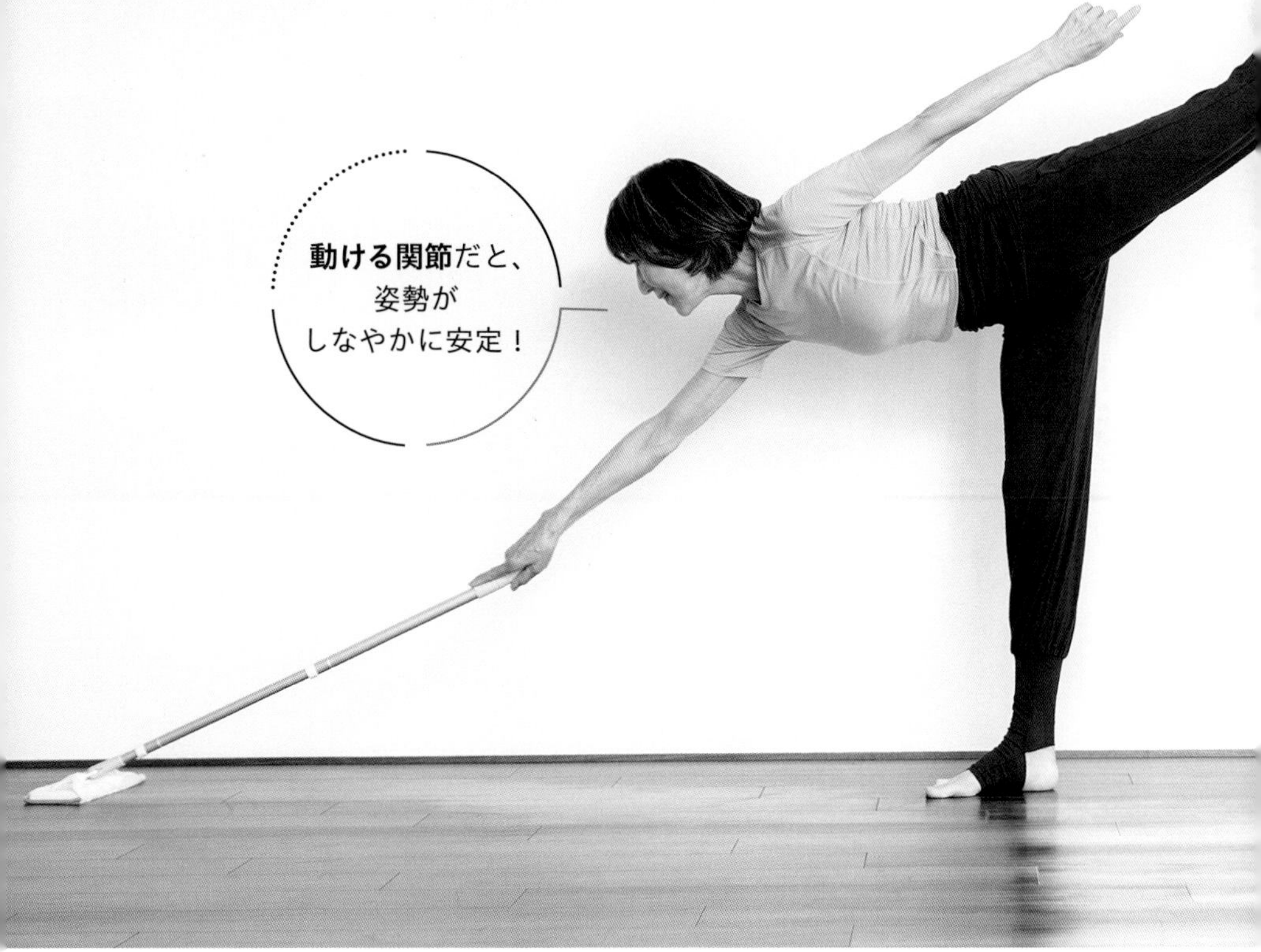
動ける関節だと、
姿勢が
しなやかに安定！

輝き✦03

スタスタ歩けて自分の足でどこへでも行ける!

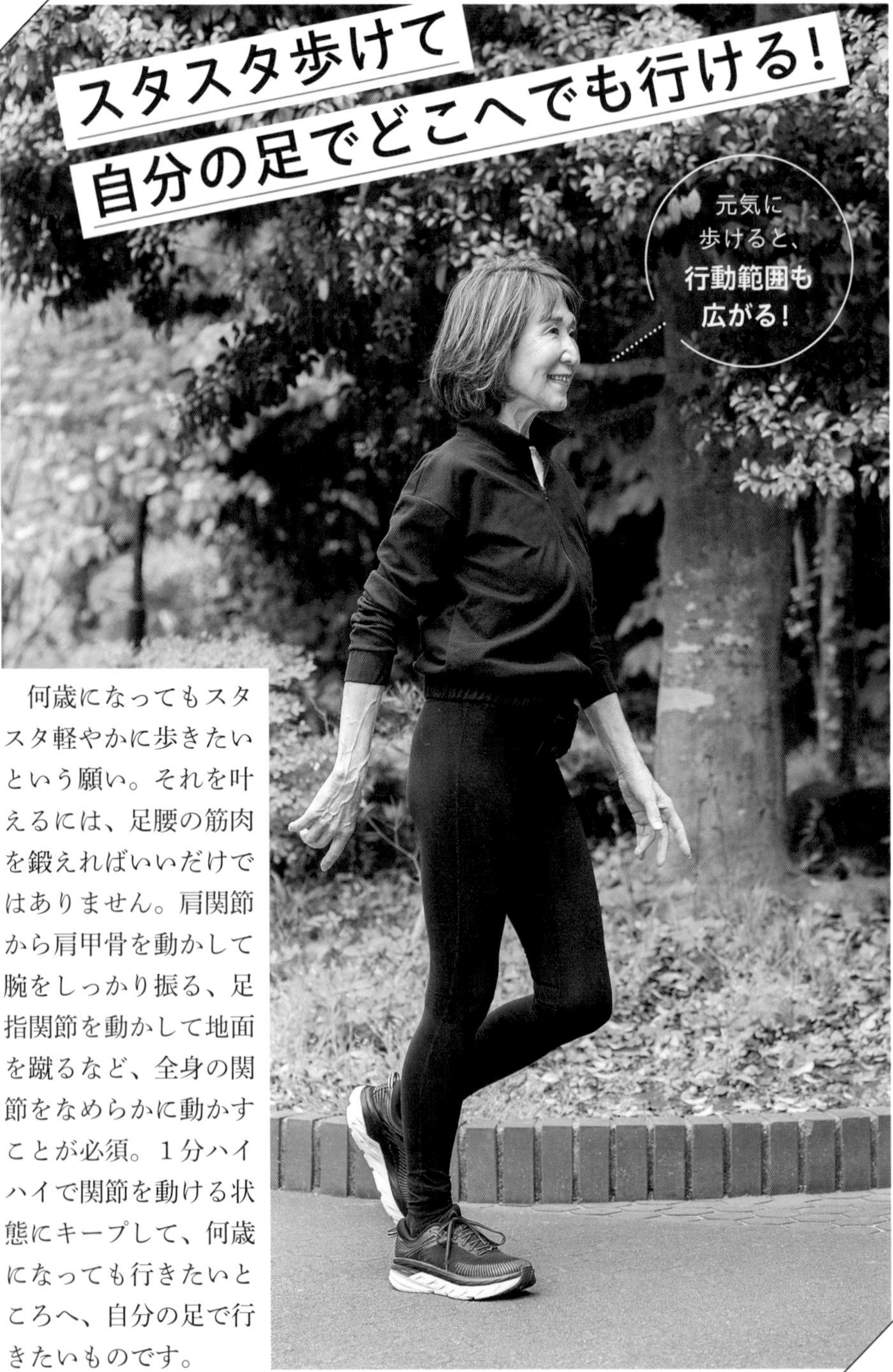

何歳になってもスタスタ軽やかに歩きたいという願い。それを叶えるには、足腰の筋肉を鍛えればいいだけではありません。肩関節から肩甲骨を動かして腕をしっかり振る、足指関節を動かして地面を蹴るなど、全身の関節をなめらかに動かすことが必須。１分ハイハイで関節を動ける状態にキープして、何歳になっても行きたいところへ、自分の足で行きたいものです。

輝き✦04

筋力をキープできて ケガに悩まない！

体を動かすのは、筋肉の役割。適度な筋力は、何歳になっても快適に動ける体に、欠かせないものです。

関節がなめらかに動ける状態だと、日常動作を行うときに、バランスのよいフォームを形づくることができます。すると、全身の筋肉もバランスよく使えるようになり、日常動作での筋力アップ効果が高まります。もちろん、筋トレをするときにも、鍛えたい筋肉をねらって効率よく、トレーニングができます。

バランスよく
筋肉がつくと
のびのび
動ける！

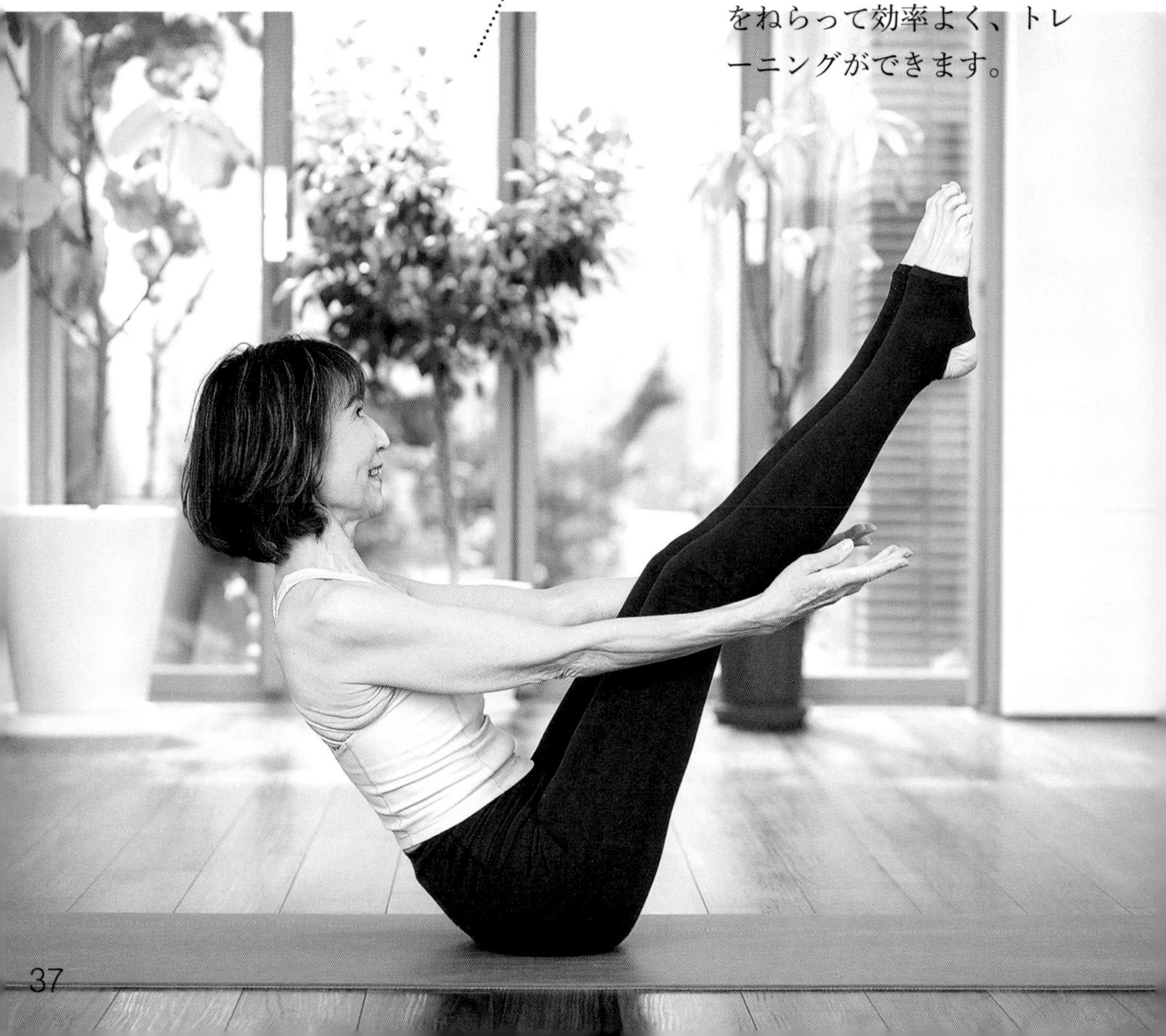

動ける関節になって若返り！

始めよう！ 1分ハイハイ

ガチガチ関節を解消し、動ける関節を目指して、さっそく１分ハイハイを始めましょう。
アプローチしたい関節を意識しながら動くことで効果がアップします！

ハイハイの姿勢でジ～ッと止まっているだけの準備体操です。上半身・下半身の主要な関節である肩関節と股関節が圧迫され、関節内で潤滑油のような役割をする滑液のめぐりを促進。肩関節と股関節が動きやすくなり、次から行う体操の効果が高まります。また、手で体を支えたり、歩くときに足指で地面を蹴るトレーニングにもなります。

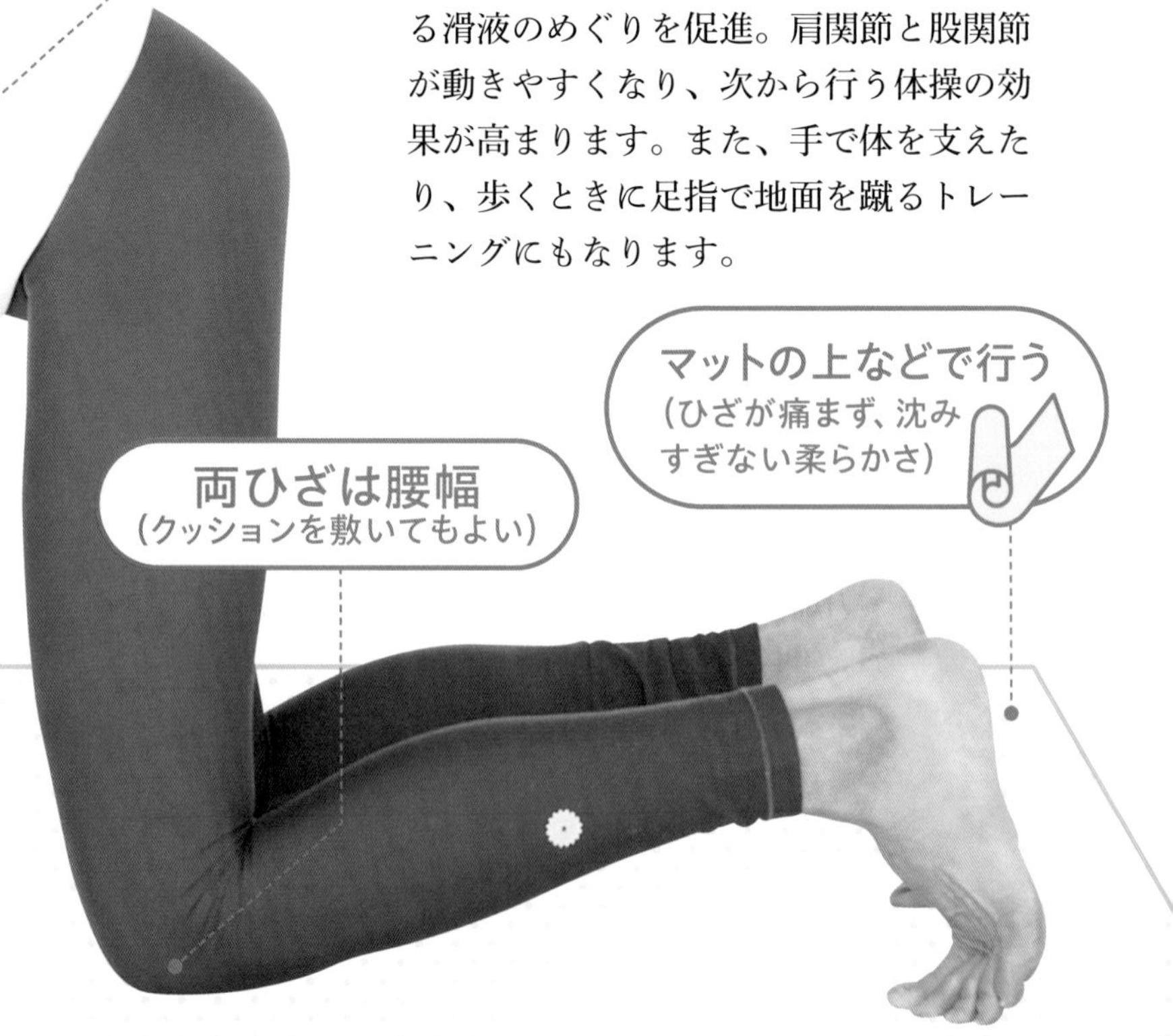
背中を反らず
お腹を軽く引き上げる
両ひざは腰幅
（クッションを敷いてもよい）
マットの上などで行う
（ひざが痛まず、沈みすぎない柔らかさ）

準備 “ジ〜ッ”

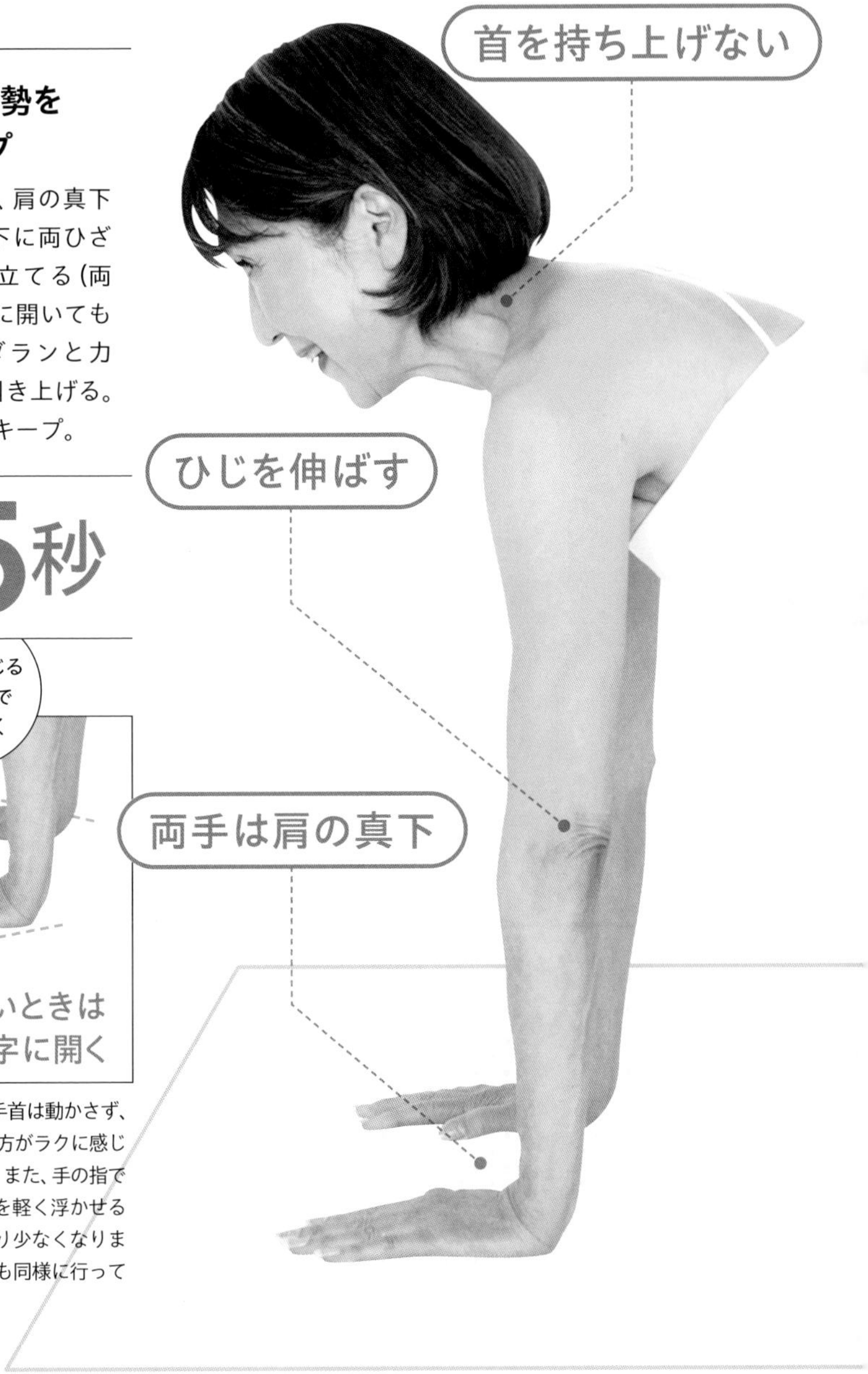
首を持ち上げない
ひじを伸ばす
両手は肩の真下

ハイハイの姿勢を15秒間キープ

四つ這いになり、肩の真下に両手、腰の真下に両ひざをつき、足指を立てる（両手は指先を外側に開いてもよい）。お腹はダランと力を抜かず、軽く引き上げる。この姿勢を15秒キープ。

TIME **15秒**

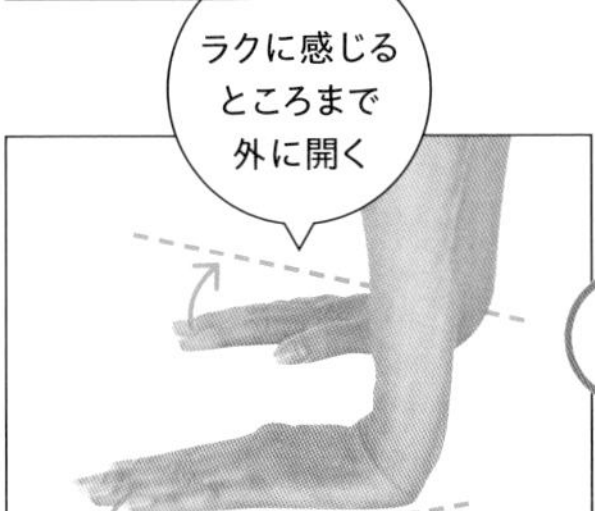
ラクに感じるところまで外に開く

手首がつらいときは指先をハの字に開く

手を床についたとき、手首は動かさず、指先だけ外側に開いた方がラクに感じる場合はその形でOK。また、手の指で床をつかみ、手のひらを軽く浮かせると、手首への負担がより少なくなります。これ以降の体操でも同様に行ってください。

01 “ハイハイ”

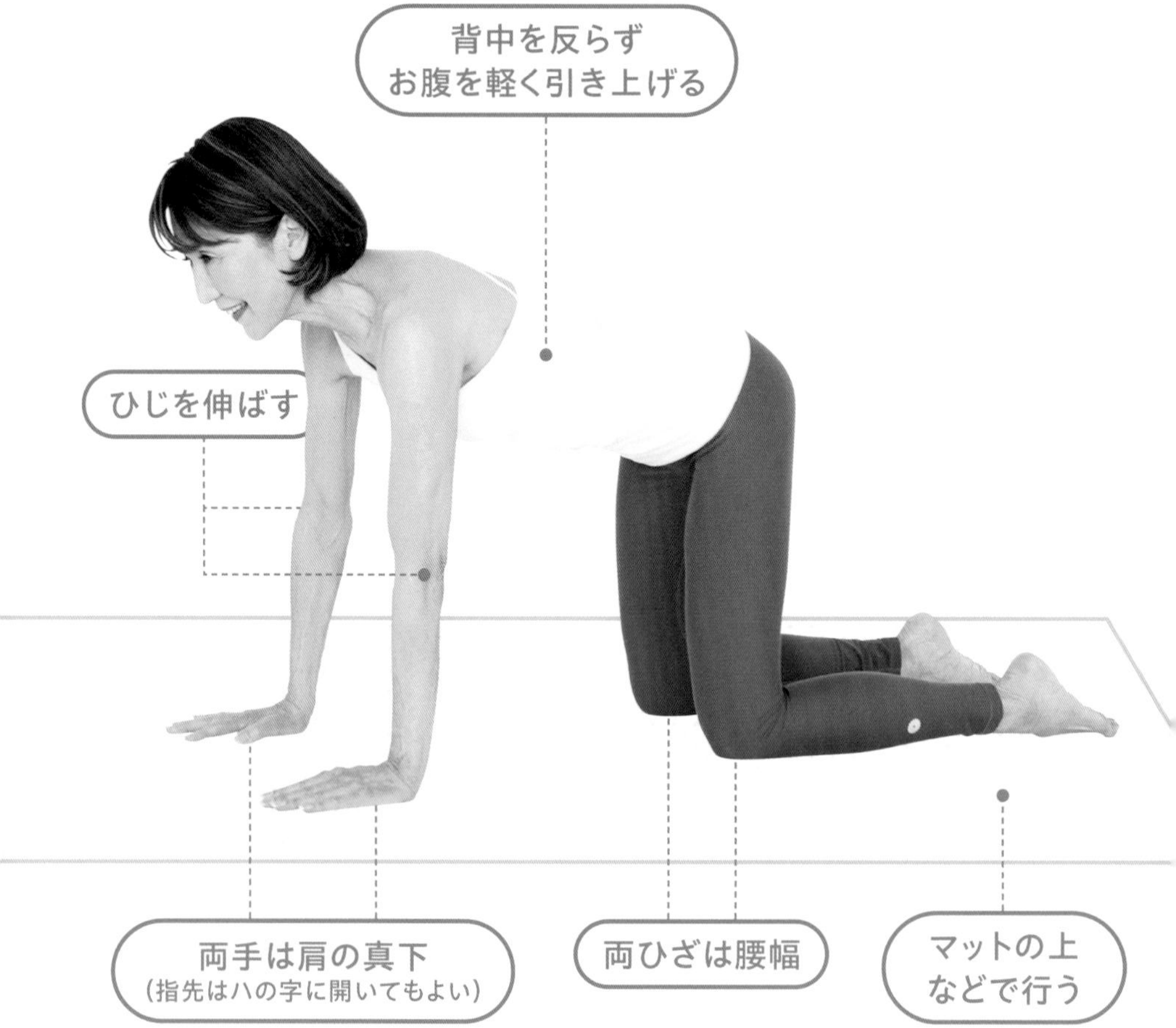
背中を反らず
お腹を軽く引き上げる
ひじを伸ばす
両手は肩の真下
（指先はハの字に開いてもよい）
両ひざは腰幅
マットの上
などで行う

STEP 1

四つ這いで足の甲を床につける

四つ這いになり、肩の真下に両手、腰の真下に両ひざをつき、足の甲を床につける。背中を反らず、お腹を軽く引き上げる。首を持ち上げず、頭を軽く上げて目線を前方へ向ける。

手とひざを自然に左右交互に動かしながら、ハイハイを行いましょう。頭で考えながらではなく、自然に体が動いてハイハイできるようになるのが理想！　上半身は、肩関節から肩甲骨を介して背骨へ。下半身は、背骨から骨盤を介して股関節、ひざ関節へと、流れるように関節を動かしていくことで、それぞれの関節まわりがほぐれていきます。同時に複数の関節を連動させるトレーニングにもなります。

肩から腕を動かす
初めは
ゆっくり！
腕と反対側のひざを前に出す

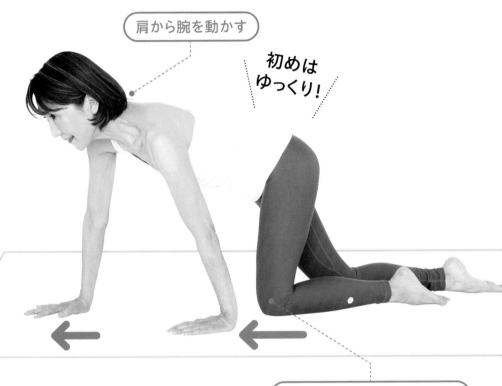

TIME

前進・後進
各**4**歩
×2回

STEP 2

片手・片ひざを左右交互に動かす

片手と反対側の片ひざを、左右交互に前に出して4歩前進。次に、左右交互に後ろに出して4歩後進する。これを2回くり返し。手を出すときはひじ関節を柔らかく使って肩から動かし、前進も後進も初めはゆっくり、慣れてきたら少し速度を上げる。

02 “ユラユラ”

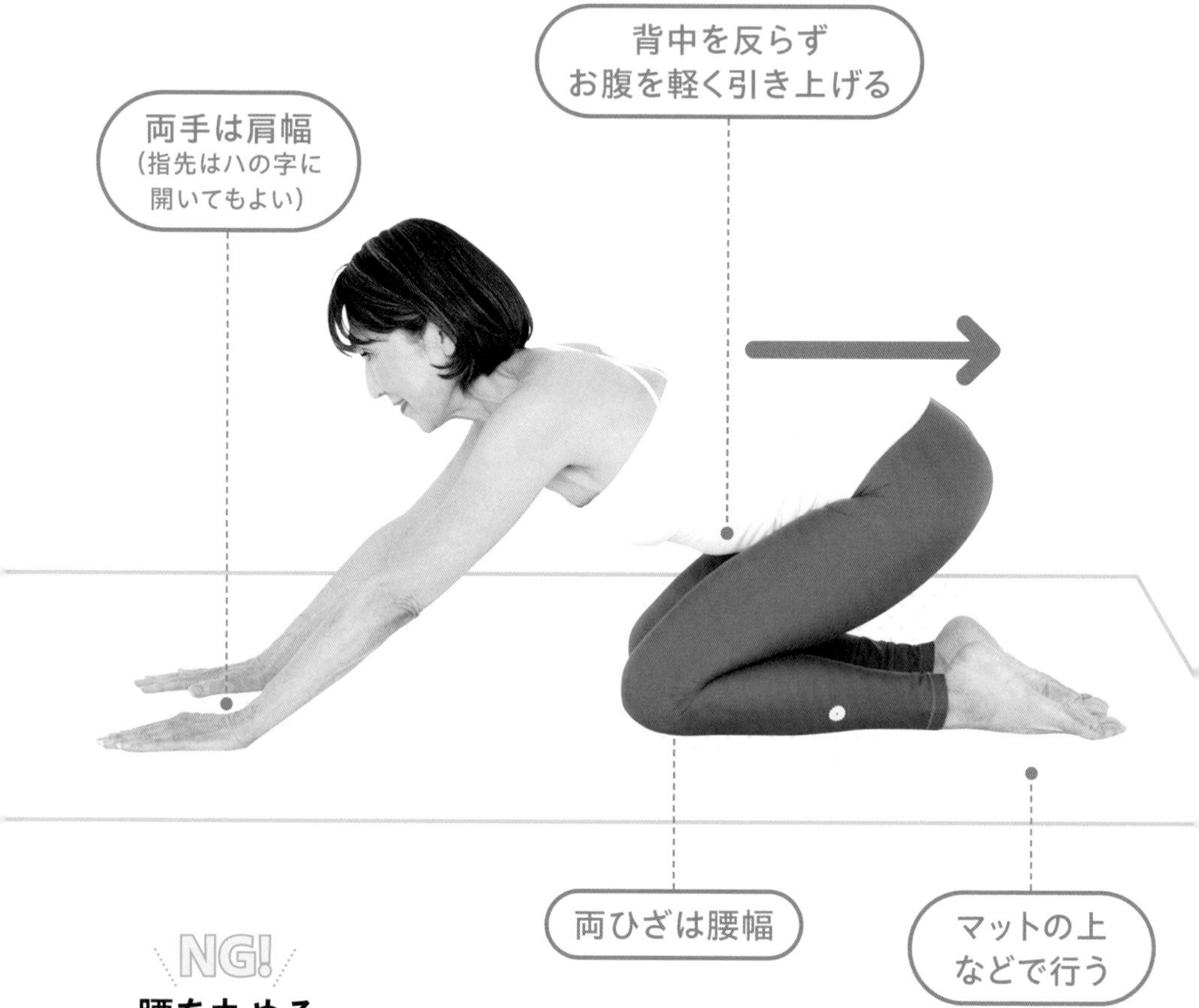
背中を反らず
お腹を軽く引き上げる
両手は肩幅
（指先はハの字に
開いてもよい）
両ひざは腰幅
マットの上
などで行う

NG!

腰を丸める

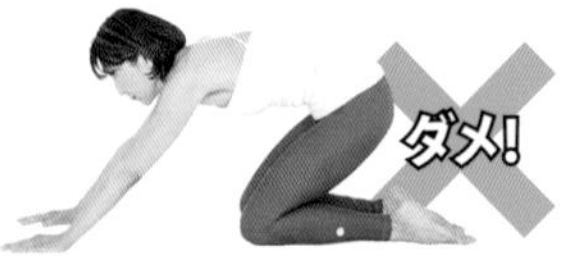
ダメ!

腰が丸まると股関節がしっかり動かない。お腹と脚の付け根をできるだけ近づける。

STEP 1

四つ這いからお尻を後ろに引く

四つ這いになり、肩の真下に両手、腰の真下に両ひざをセット。この位置から両手、両ひざを動かさないようにし、お尻をゆっくり、できるだけかかとに近づける。ひざに痛みを感じるところまで近づけないように注意。

ハイハイの姿勢で前後に揺れることで肩・ひざ・股関節の硬さを解消します。特に上半身と下半身をつなぐ股関節は、加齢と共に動きが低下しやすく、座る、しゃがむ、立つ、歩くなどの日常動作がラクに行えなくなりがち。脚を付け根から深くしっかり曲げ伸ばし、股関節の動きを取り戻しましょう。

ゆっくり行う

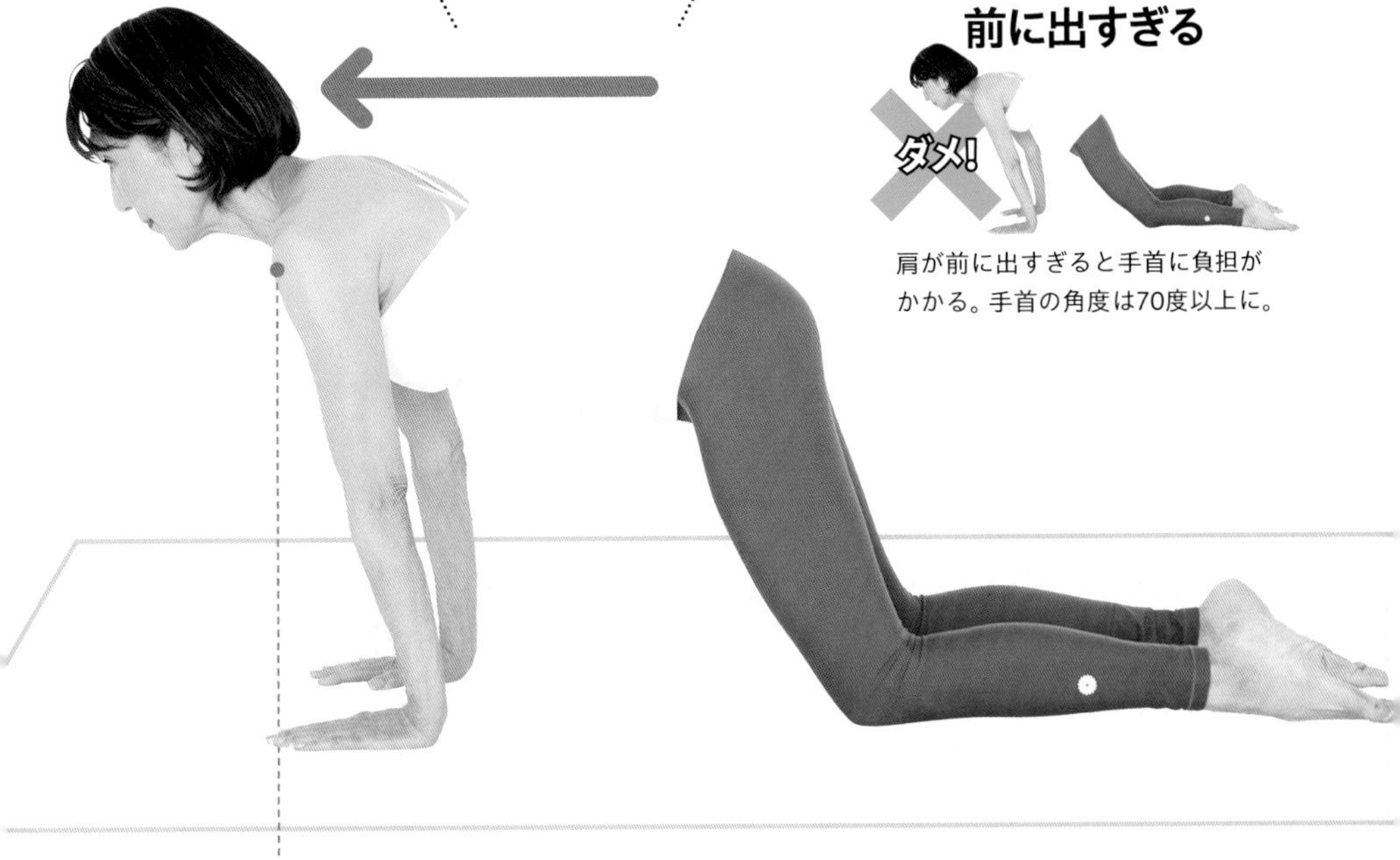

NG!

前に出すぎる

肩が前に出すぎると手首に負担がかかる。手首の角度は70度以上に。

肩は指先のラインまで

TIME
10往復

STEP 2

上半身を前へ動かす

両肩が両手の指先のライン上にくるまで、背中を丸めずに上半身をゆっくり前へ動かす。1～2を10往復くり返す。

03 “グルグル”

股関節と肩関節は、関節の頭が球状となっており、さまざな方向に回転する関節。骨盤をグルグル回しながら股関節・肩関節の動きをよりなめらかにしていきましょう。骨盤を回す動きに伴い、背骨も横方向へのなめらかな揺れをくり返すため、背骨の関節も動きを取り戻すことができ、可動域が拡大。日常動作が快適に。

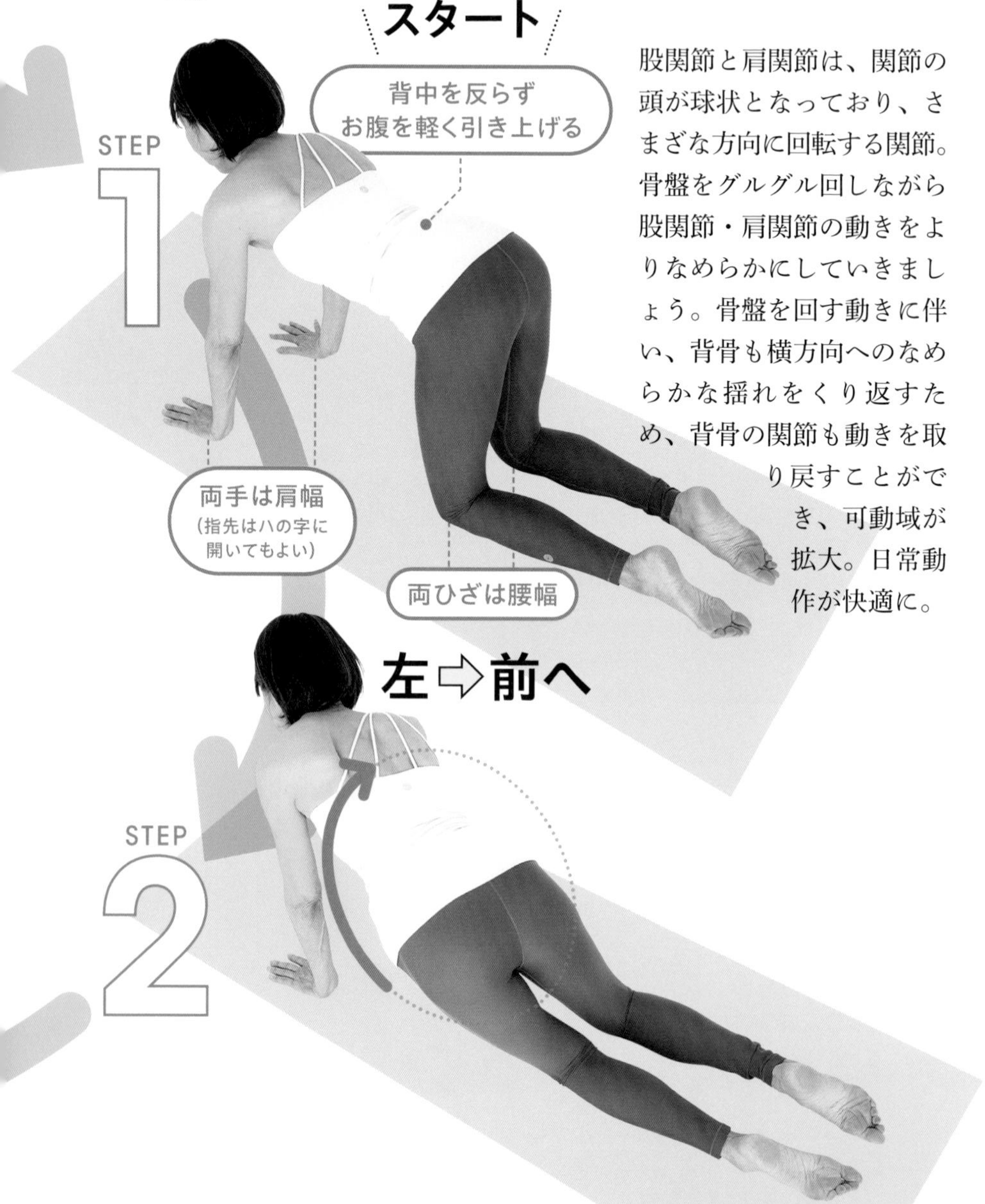
スタート
背中を反らず
お腹を軽く引き上げる
STEP 1
両手は肩幅
(指先はハの字に
開いてもよい)
両ひざは腰幅
左⇨前へ
STEP 2

手・ひざの位置を変えずに骨盤を回す

四つ這いになり、肩の真下に手首、腰の真下にひざをつく。両手、両ひざの位置を変えずに、骨盤を左→前→右→後ろへと、ラクに行える大きさでゆっくり回転させる。10回転させたら、同様に、反対側に回転させる。

TIME	左右各 10回転

右⇨後ろ⇨左へ

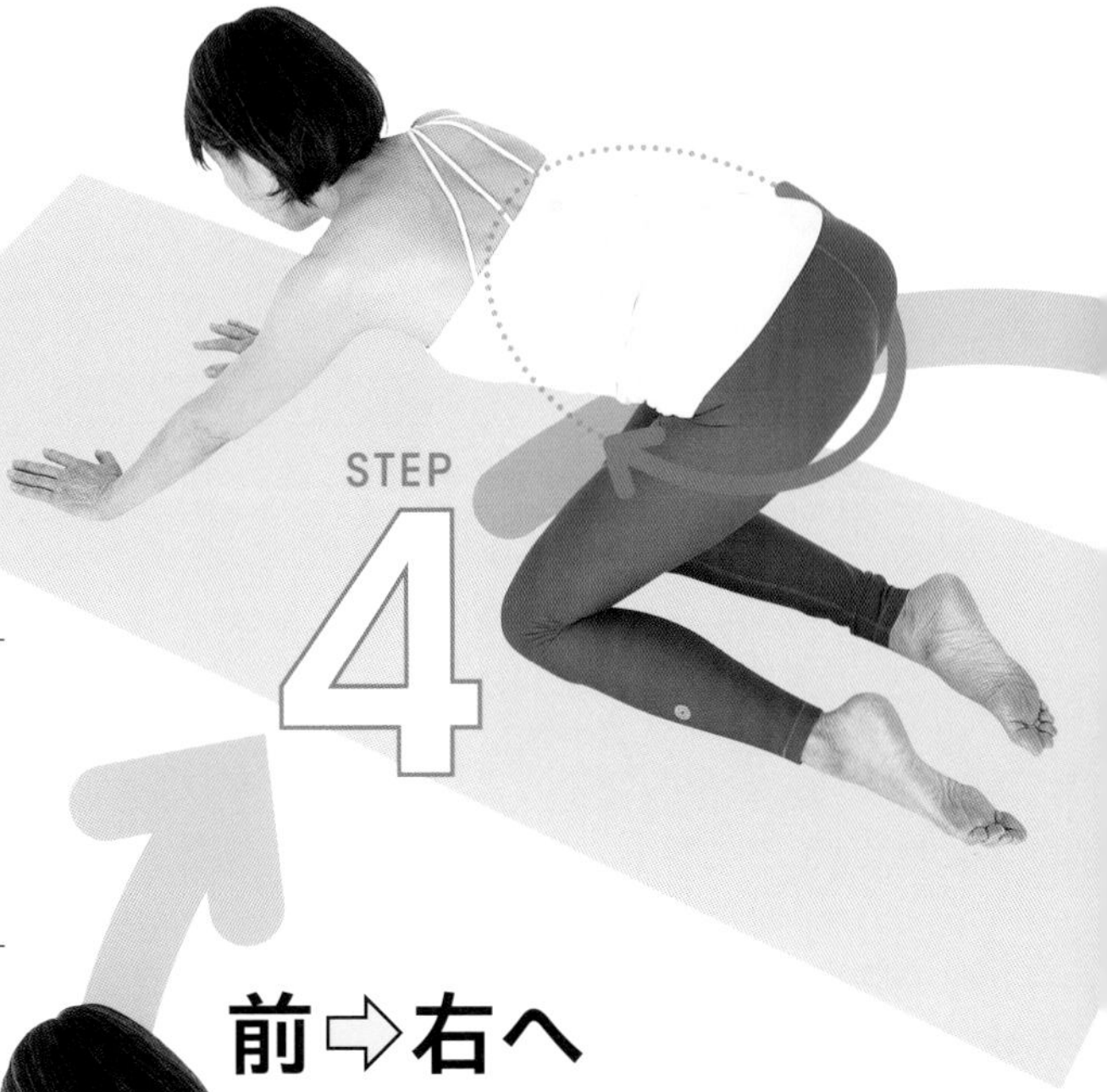

前⇨右へ

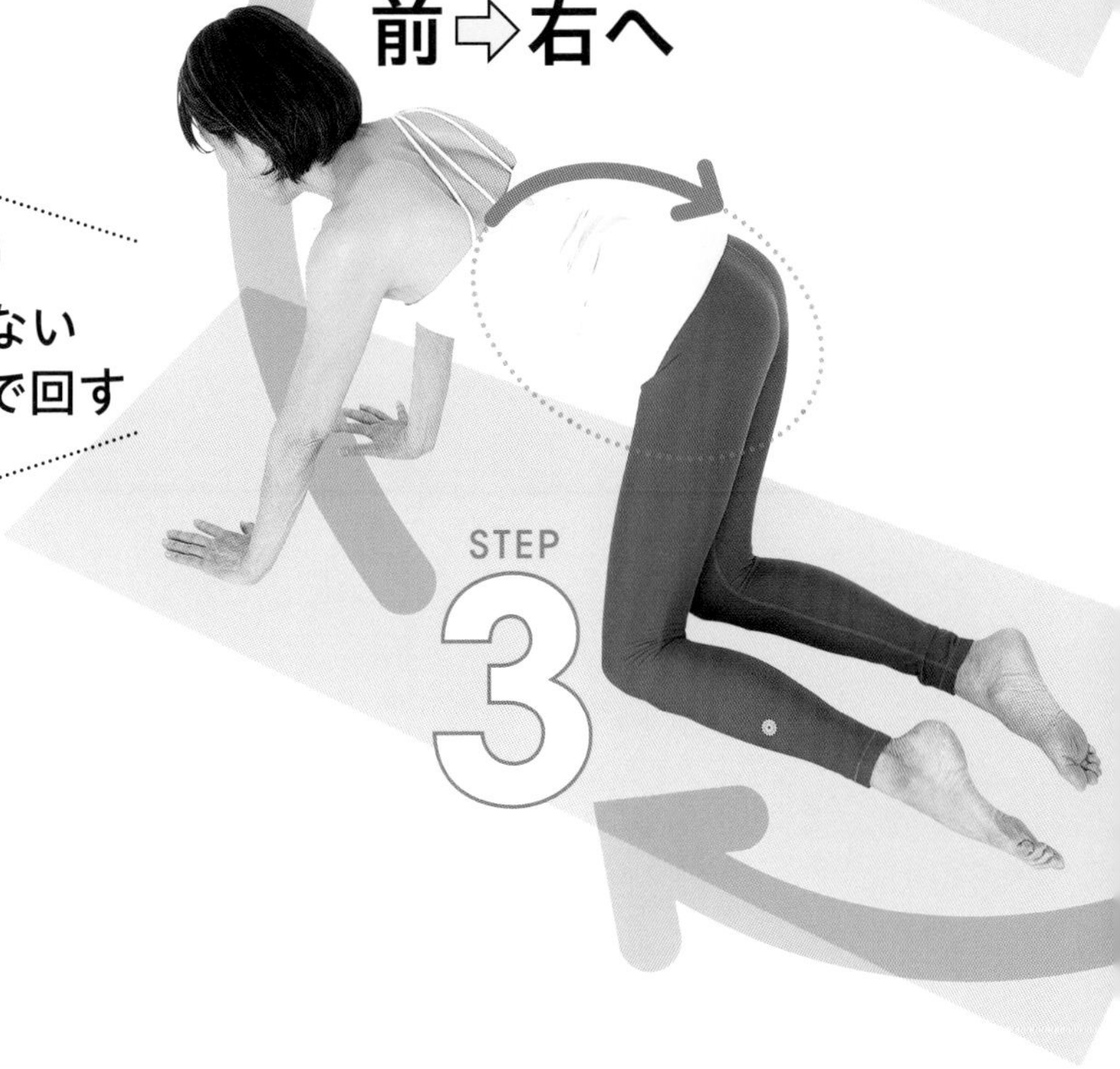

**ゆっくり
ムリのない
大きさで回す**

効果を上げるコツがわかる
1分ハイハイQ&A

Q 1日何回行っても大丈夫?

A 1日1回を習慣にし、続けることが大事

1日何回も行う必要はなく、入浴後に1日1回など、ルーティンを決めて習慣にするのがおすすめです。ただし、行う間隔が3日以上あいてしまうと、関節が再び硬くなりやすく、効果を得にくくなります。1日おきには行うとよいでしょう。

Q いつ行うのがよいですか?

A 入浴後、体が温まっているときが効果的

いつ行っても大丈夫ですが、より効果的なのは入浴後です。入浴後は体が温まっているため、関節のまわりの筋肉などのこわばりが、ゆるみやすい状態。関節をしっかり動かすことができ、ハイハイの効果を得やすくなります。

Q どこで行ってもよいですか?

A ほどよく柔らかさのあるマットの上で行うのが安全

ひざをついても痛くない、ほどよく柔らかさがあるフロアマットやヨガマットの上で行うのが安全。ベッドの上など柔らかすぎるところで行うと手やひざが沈み、転倒の危険があります。また、電気コードなどが多いところもNG。手足が引っかかりケガにつながる恐れがあるので、障害物のない場所で行うようにしましょう。

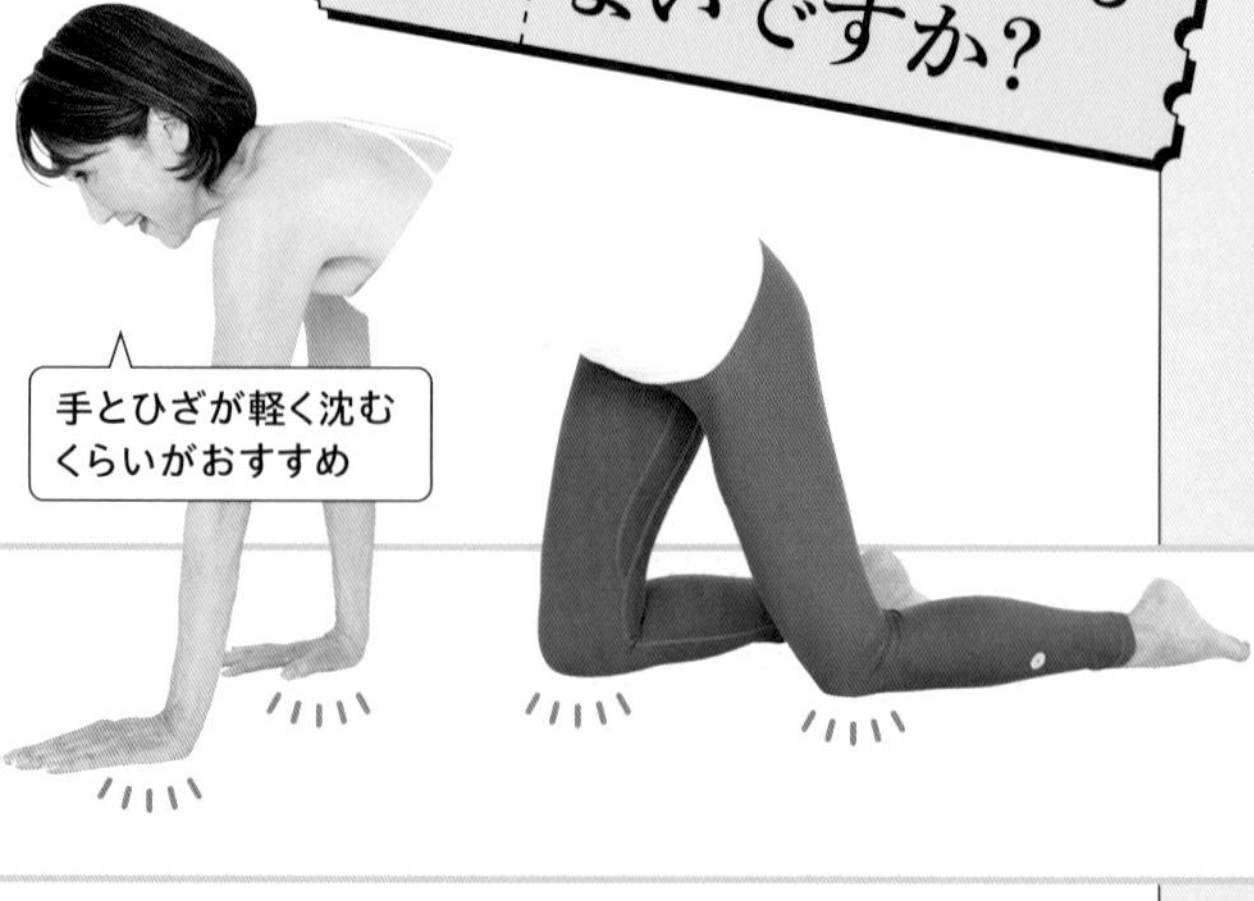

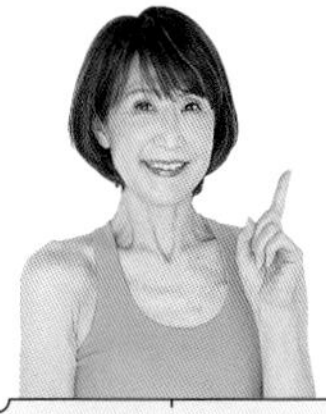

動ける関節をつくるには
ムリせず続けることが大切です！

Q やってはいけないときはありますか？

A 関節に痛みがあるときは行わないように

関節に痛みがあったり、医師から「安静にするように」と言われているなど、体調不良のときはお休みしましょう。ムリに行うと、症状を悪化させることがあります。痛みがなくなり、必要な場合は医師の了解を得てから再開を。行っているときも、体に痛みや違和感を覚えた場合はすぐに中止してください。

Q 一度に全種類やらないとダメですか？

A １種類だけでもOK！気楽に楽しく行って

一度に全種類行わなくても大丈夫！１種類を行うだけでも効果があります。その場合は「ハイハイ」がおすすめです。「やらなくちゃ！」と思うとストレスになり、続けるのが大変になってしまうので、気負わず楽しくトライしましょう。

Q がんばればがんばるほど効果的？

A ムリせず、できることを行うのがコツ

大事なのは、自分の体と相談しながら行うことです。痛みや違和感があってもガマンして大きく、速く動こうとしたり、たくさん回数をこなそうとすると体に負担がかかり、逆効果になってしまいます。がんばりすぎず、今の自分ができることをムリのない範囲で行うのが効果アップのコツです。

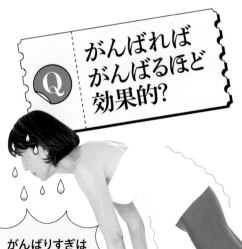

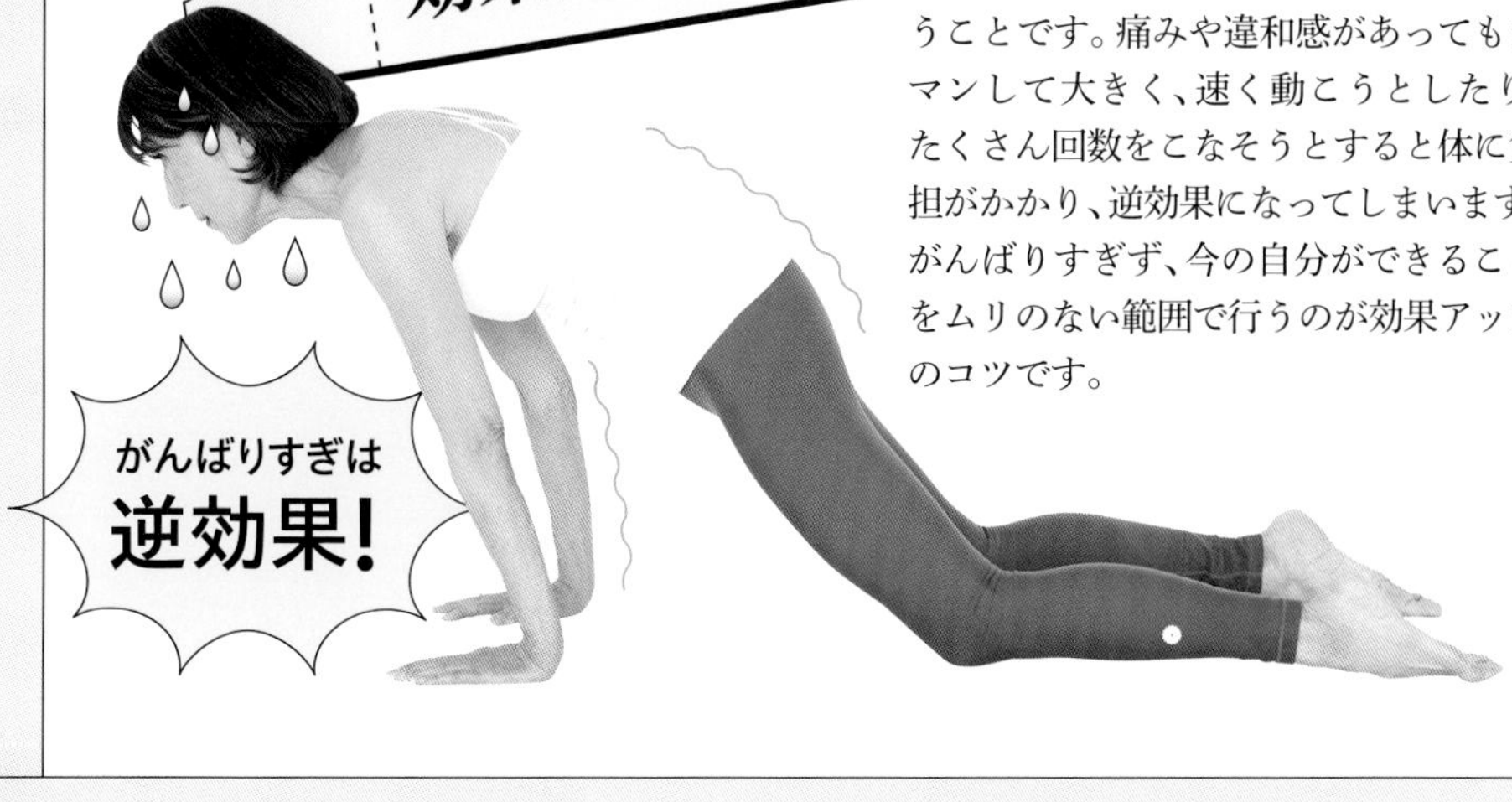

ハイハイに加えると
もっと関節に若さがみなぎる!

肩関節・股関節
可動域アップ体操

高いところの物を取る、遠くの物を取る、椅子に座る、立ち上がる……etc. 日常生活で行う動作の大部分に関わる関節が肩関節と股関節。これらを本来、動く方向へとスムーズに動ける状態にしておくことは、日常動作を快適に行うために特に大切です。そこで、1分ハイハイに加えて行うことで肩関節・股関節の動きがさらによくなり、体をより若々しくキープできる体操を紹介します。

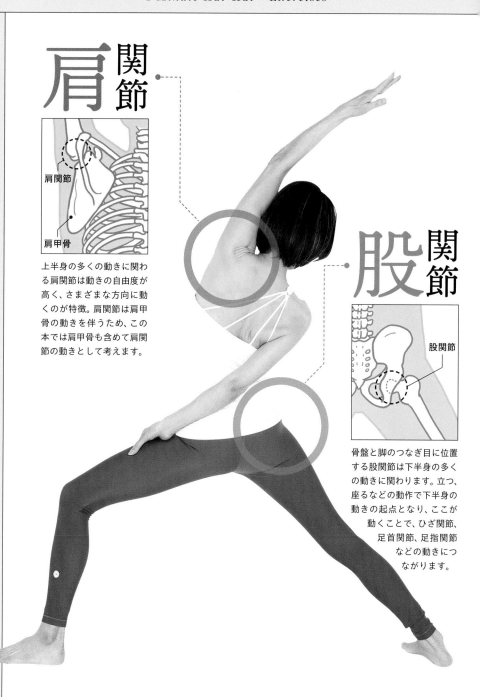

肩関節

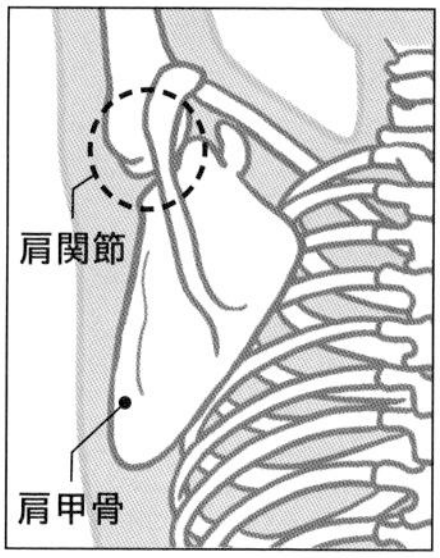

上半身の多くの動きに関わる肩関節は動きの自由度が高く、さまざまな方向に動くのが特徴。肩関節は肩甲骨の動きを伴うため、この本では肩甲骨も含めて肩関節の動きとして考えます。

股関節

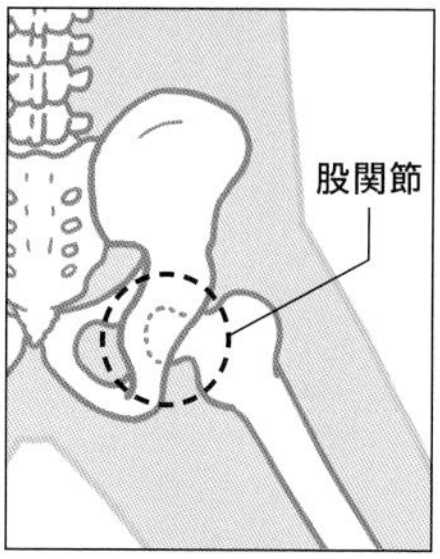

骨盤と脚のつなぎ目に位置する股関節は下半身の多くの動きに関わります。立つ、座るなどの動作で下半身の動きの起点となり、ここが動くことで、ひざ関節、足首関節、足指関節などの動きにつながります。

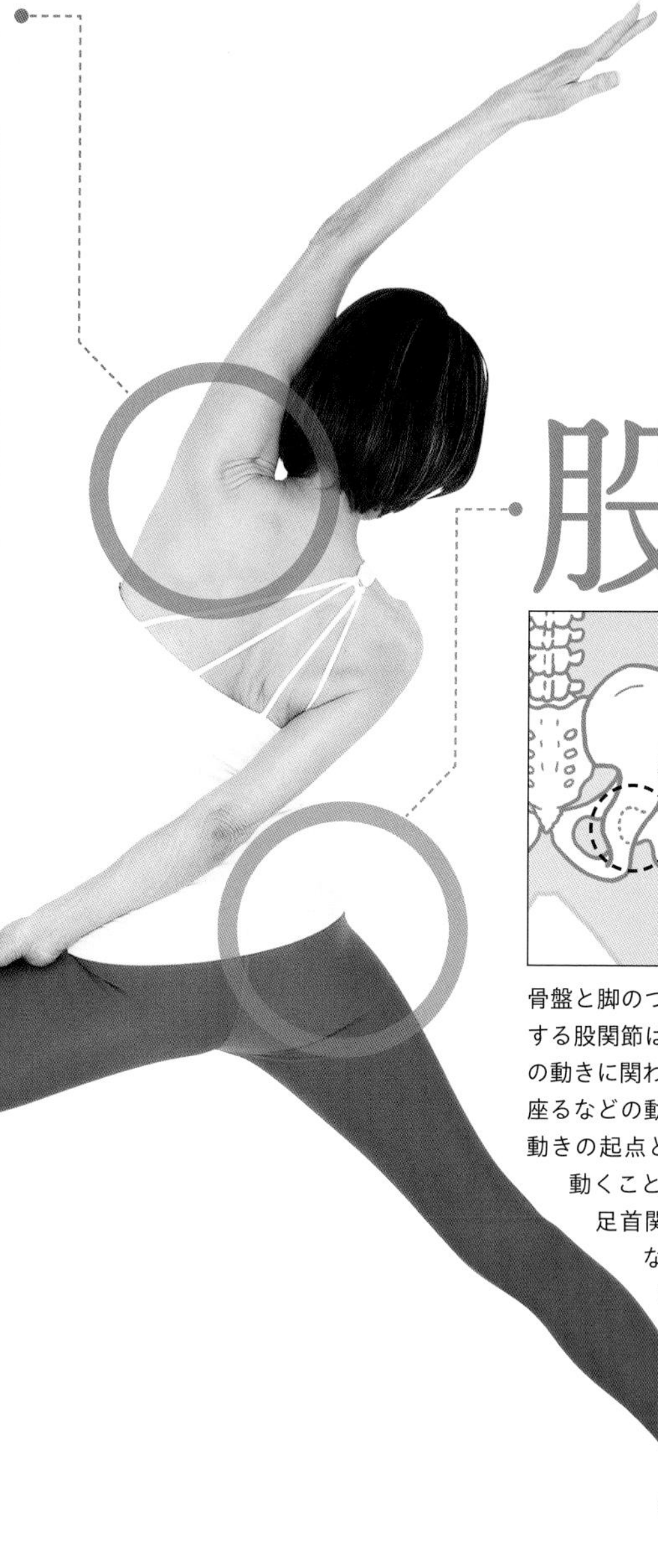

肩関節・股関節は さまざまな動作のキーポイント

肩関節と股関節は上半身・下半身の主要な関節であり、肩関節は腕の動き、股関節は脚の動きを司ります。そのため、下の写真のように座って靴下をはく、座っている姿勢から立ち上がるなど、日常生活で行うほとんどの動作に関わる重要な役割を担っています。

同時に、肩関節は上半身、股関節は下半身の動きにおいてそれぞれ、いちばん最初に動く関節であることが多いため、これらが正しい方向にしっかり動くことで、ほかの関節のスムーズな動きへとつながっていき、滞りなく目的の動作を行うことができるのです。

肩関節・股関節は、共に球関節と呼ばれる関節で、関節の凹形の器に骨の頭の丸い部分がはまっている形をしています。そのため、前後左右に動くだけでなく、回る、ねじるといった3Dの動きがで

【靴下をはく動作】

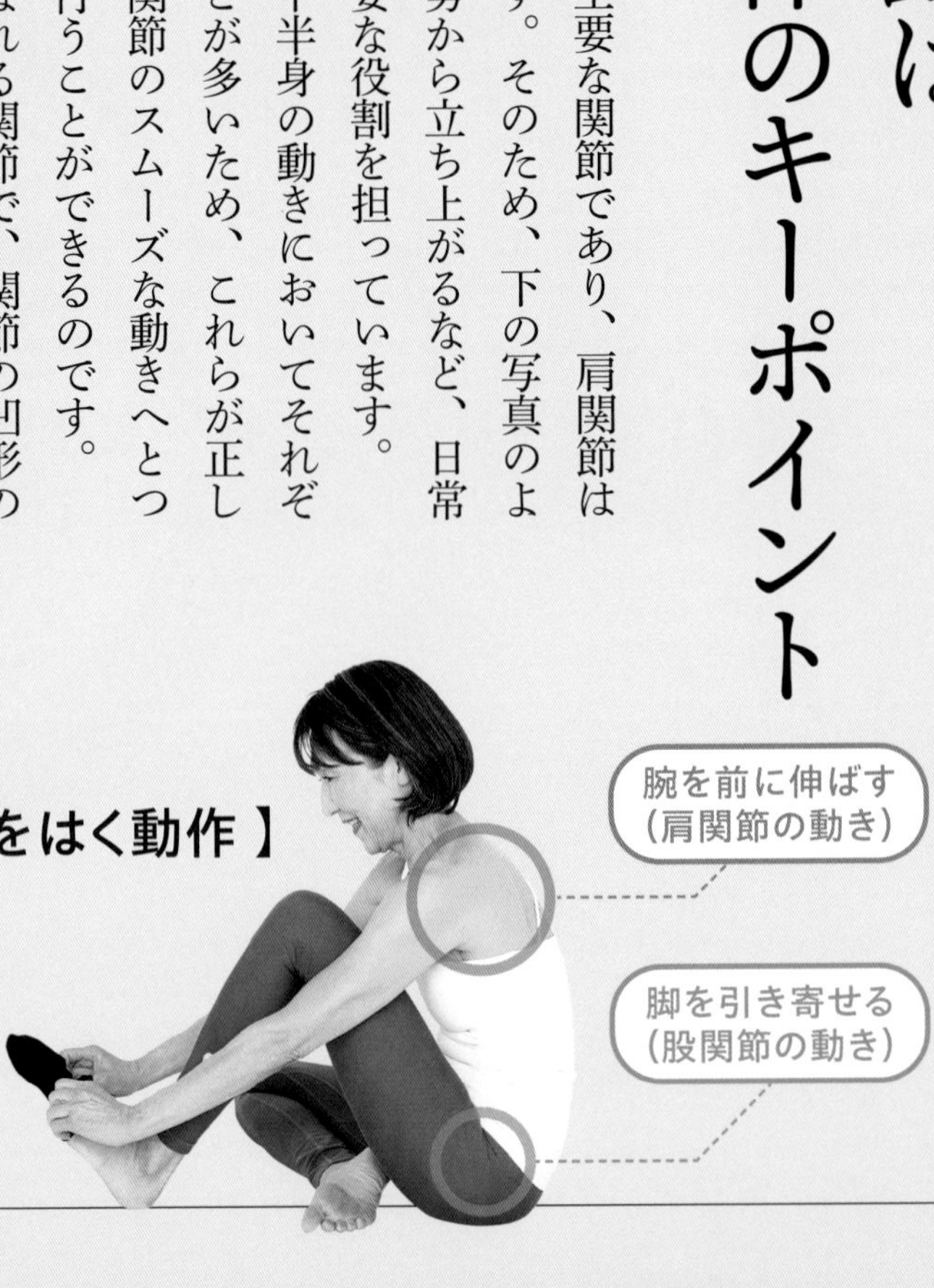
腕を前に伸ばす
(肩関節の動き)
脚を引き寄せる
(股関節の動き)

き、ほかの関節に比べて可動範囲が広いことが特徴です。

肩関節は肩甲骨と連動します。そのため、両者の動きを合わせると「腕を外から回し上げる・回し下げる」「腕を前方に伸ばす・引く」「後ろ手になる」「肩を上げる・下げる」「腕を内外にねじる（肩甲骨は前後に傾ける）」という動きができます。

一方、股関節は「脚を曲げる・伸ばす」「脚を開く・閉じる」「脚を内外にねじる」という動きが可能です。

これらの動きがすべてできてはじめて、腕や脚を自在に動かすことができます。反対に、どれかひとつでも難しい動きがあると、思うように体を動かせず、代わりにほかの関節が必要以上に動くことに。その結果、関節に過剰な負荷がかかり、痛みなどにつながる悪影響を及ぼすことになってしまいます。

動作のキーポイントであり、全身の関節への影響力が大きい肩関節と股関節は、常に動きやすい状態に整えておくことが大切です。そのためにも次ページからご紹介する肩関節・股関節を各方向に動きやすく整える体操を、ハイハイにプラスして行うことが効果的！

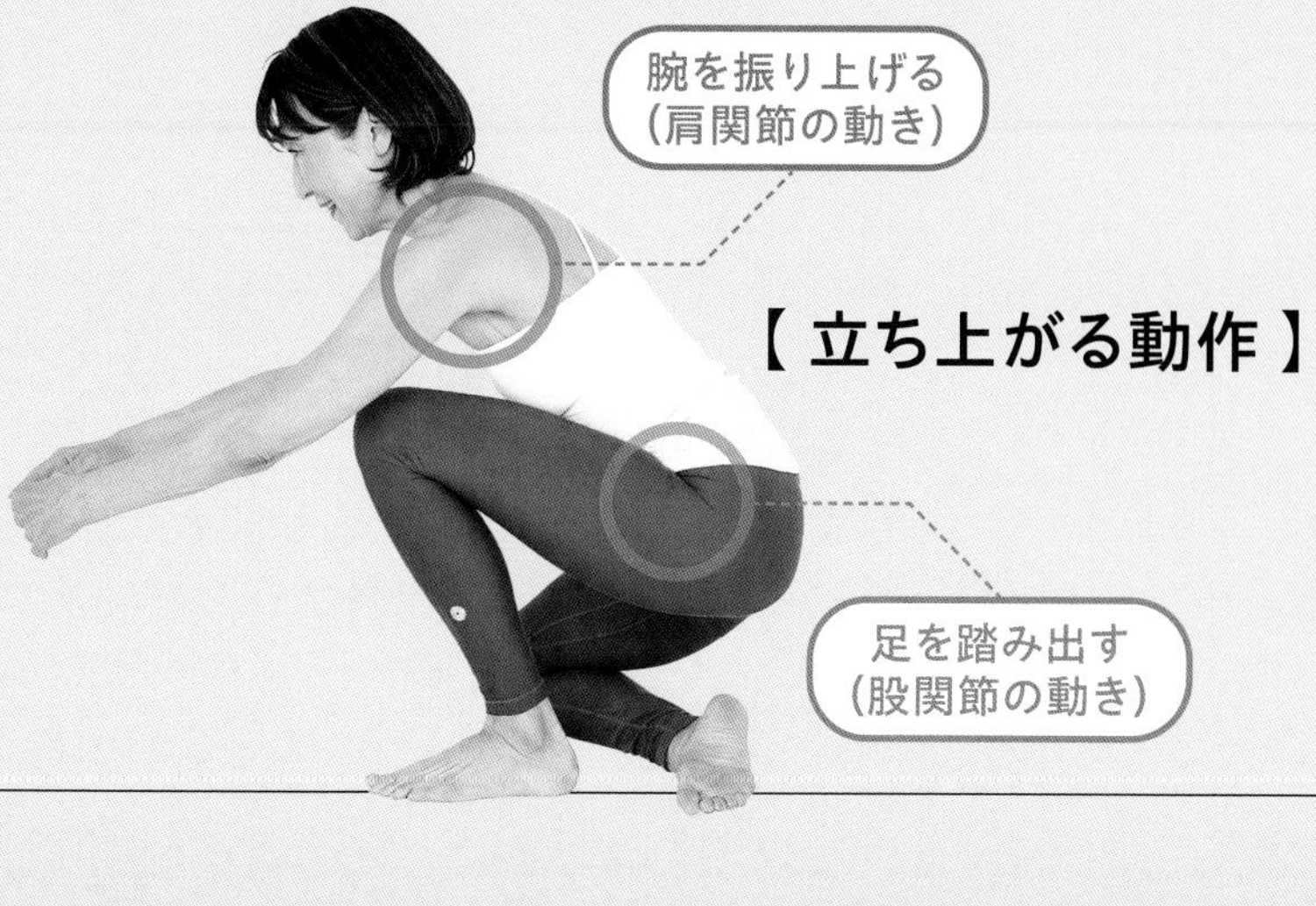
腕を振り上げる
（肩関節の動き）
【立ち上がる動作】
足を踏み出す
（股関節の動き）

肩関節

腕が軽〜く上がる!

はばたき体操

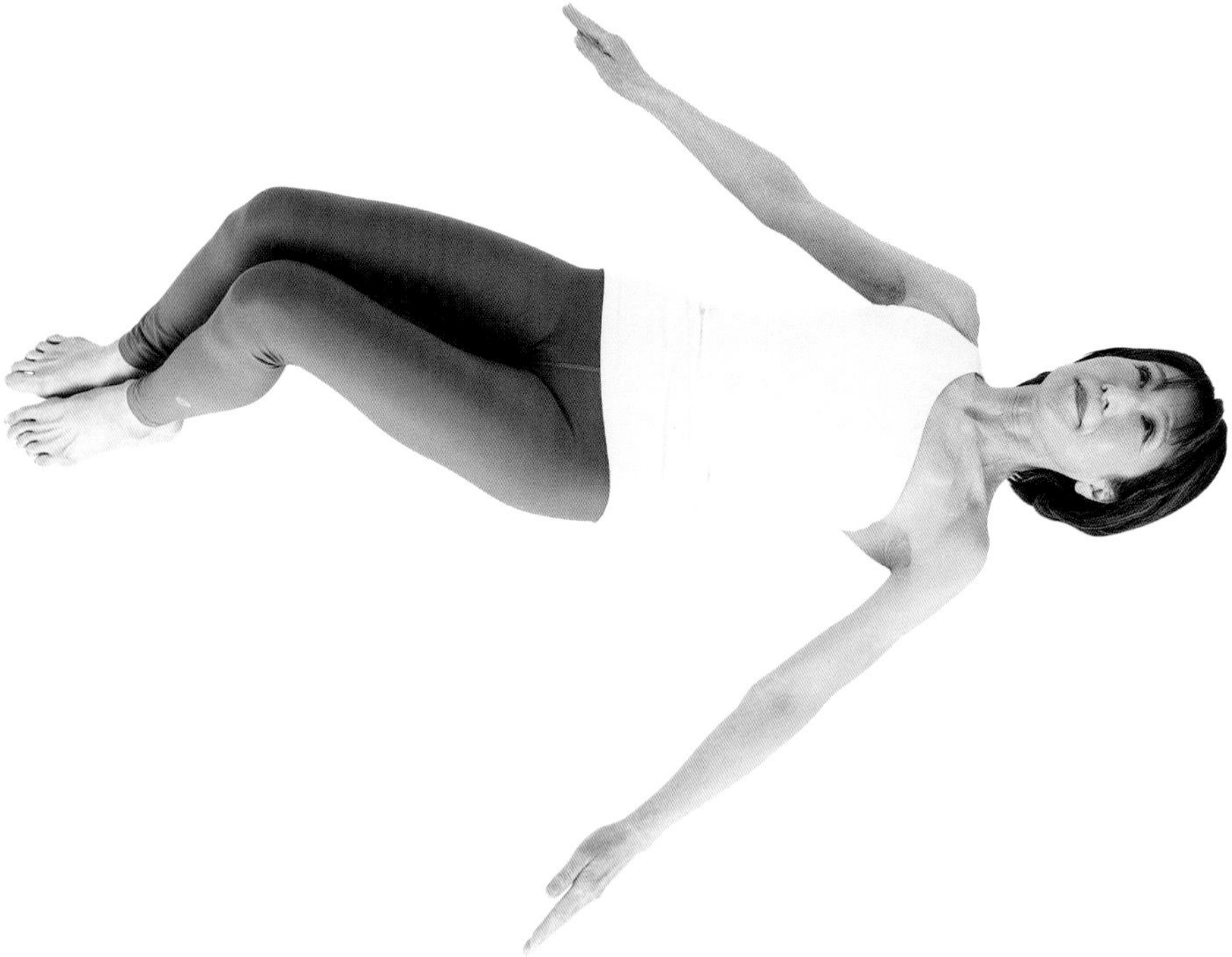

STEP 1

仰向けになり、両腕を体の横に

仰向けになり、ひざを軽く立てる。肩の力を抜き、両腕を体の横のラクなところに置く。手のひらは、体のほうに向ける。

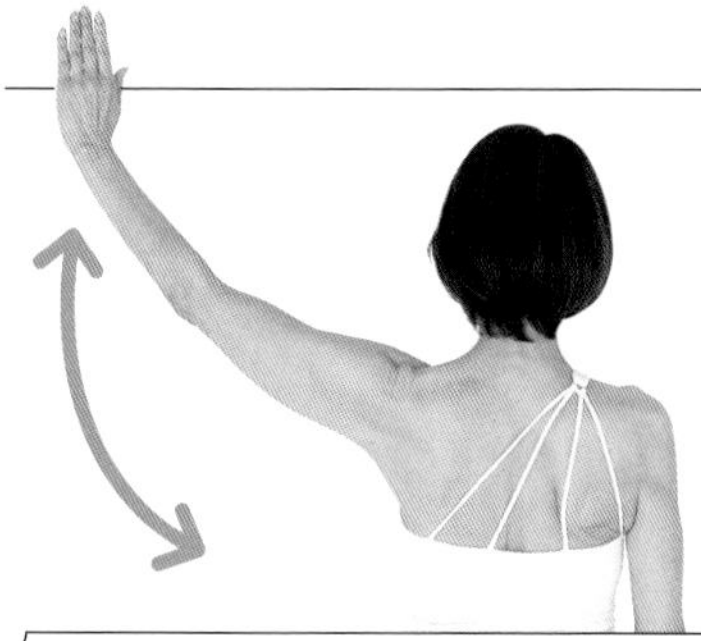

腕を回し上げる・回し下げる

この動きがラクになる!

「はばたき体操」で腕を回し上げる、回し下げる動きをスムーズにしていきます。日常生活では、窓や鏡を拭くときや大きく手を振るときなど、ワイパーのように腕を左右に振る動作がなめらかになります。

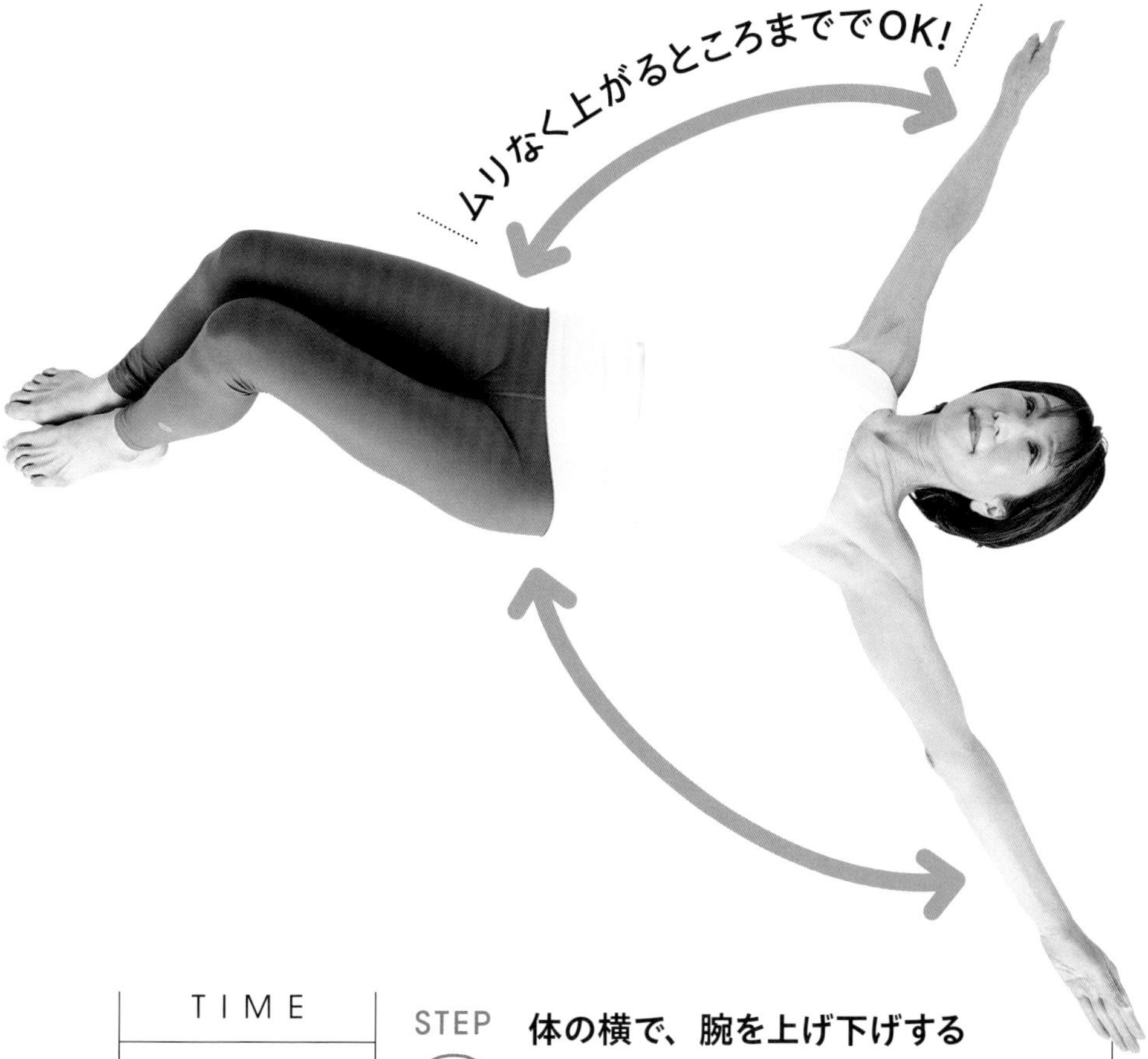

TIME
5往復

STEP **2**

体の横で、腕を上げ下げする

両腕のひじを伸ばし、床の上をすべらせながら、頭のほうへゆっくり上げていく。床から浮かさず、痛みもなくムリなく上がるところまで上げたら、元の位置にゆっくり戻す。5往復行う。

肩関節

遠くの物をサッと取れる

腕組みプッシュ

この体操では、肩甲骨を外に開いて腕を前方に伸ばす、内に閉じて後方に引く練習をします。この動きができると、遠くの物を取りやすくなります。

この動きが
ラク
になる!

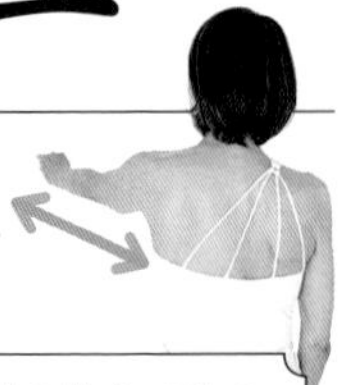

前方に伸ばす·引く

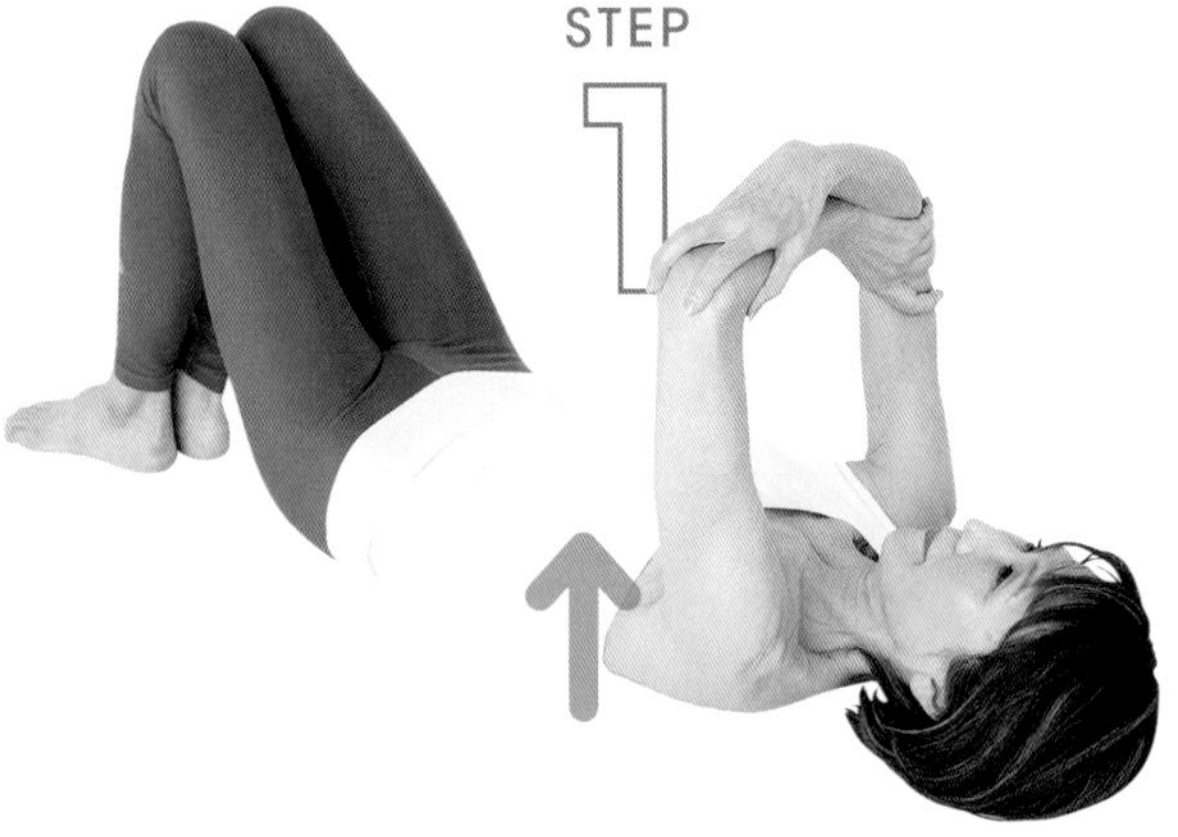

STEP 1

ひじを曲げ 腕を押し上げる

仰向けでひざを軽く立てる。腕を天井方向に上げ、肩の真上でひじを曲げる。右手で左ひじ、左手で右腕をつかみ、天井に向かって両腕を押し上げる。

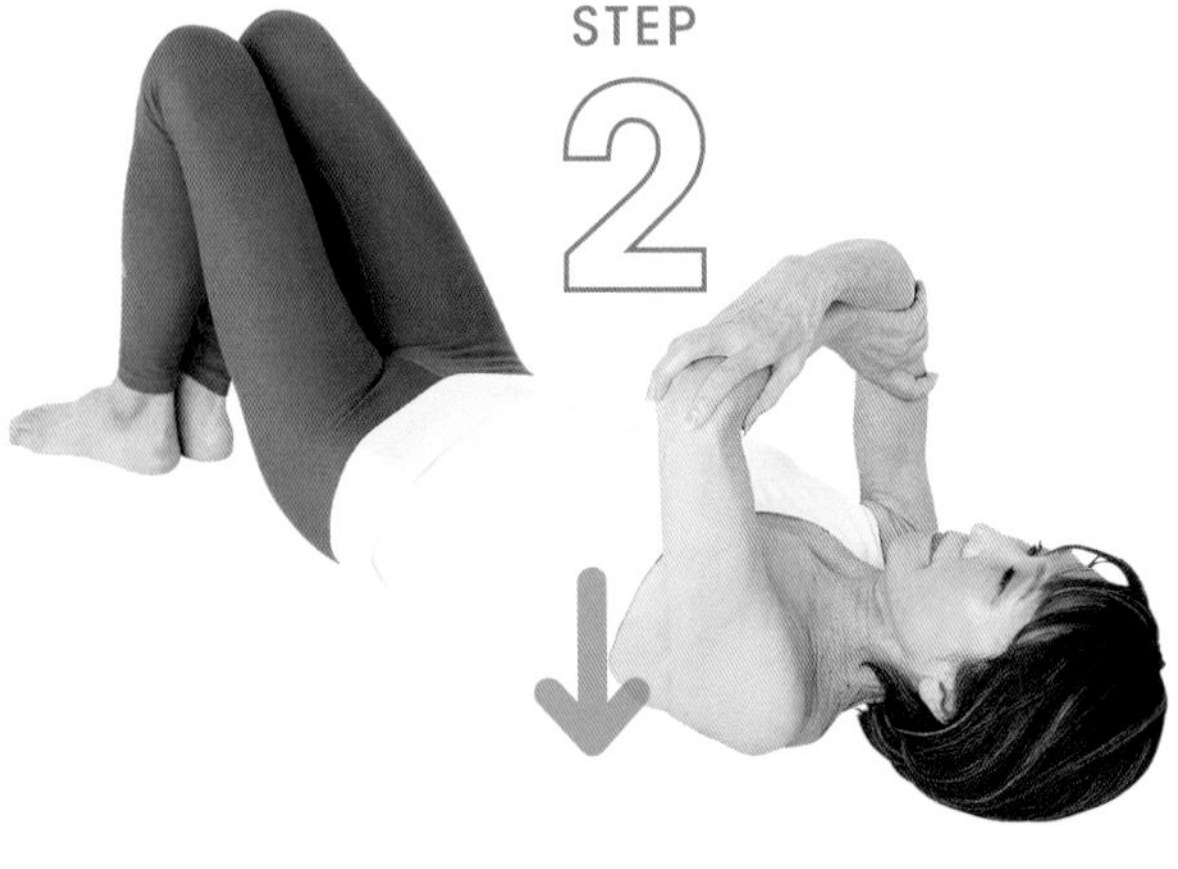

STEP 2

腕の重さを利用し 真下に下げる

背中全体を床に押し付けるイメージで両腕を真下に押し下げる。肩甲骨が動くのを感じながら1～2を5往復行う。

TIME 5往復

肩関節

後ろ手の作業もラクラク

腰手まくら

背中に腕を回す動きがつらいのは、肩甲骨が肋骨に張りついて動きにくくなっているため。この体操で肩甲骨を肋骨からはがし、動きを取り戻しましょう。

この動きがラクになる!

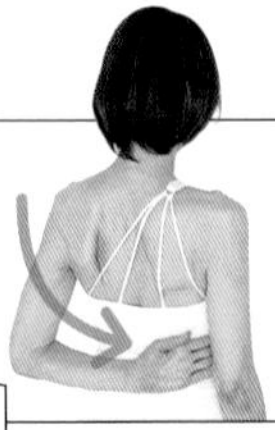

後ろ手

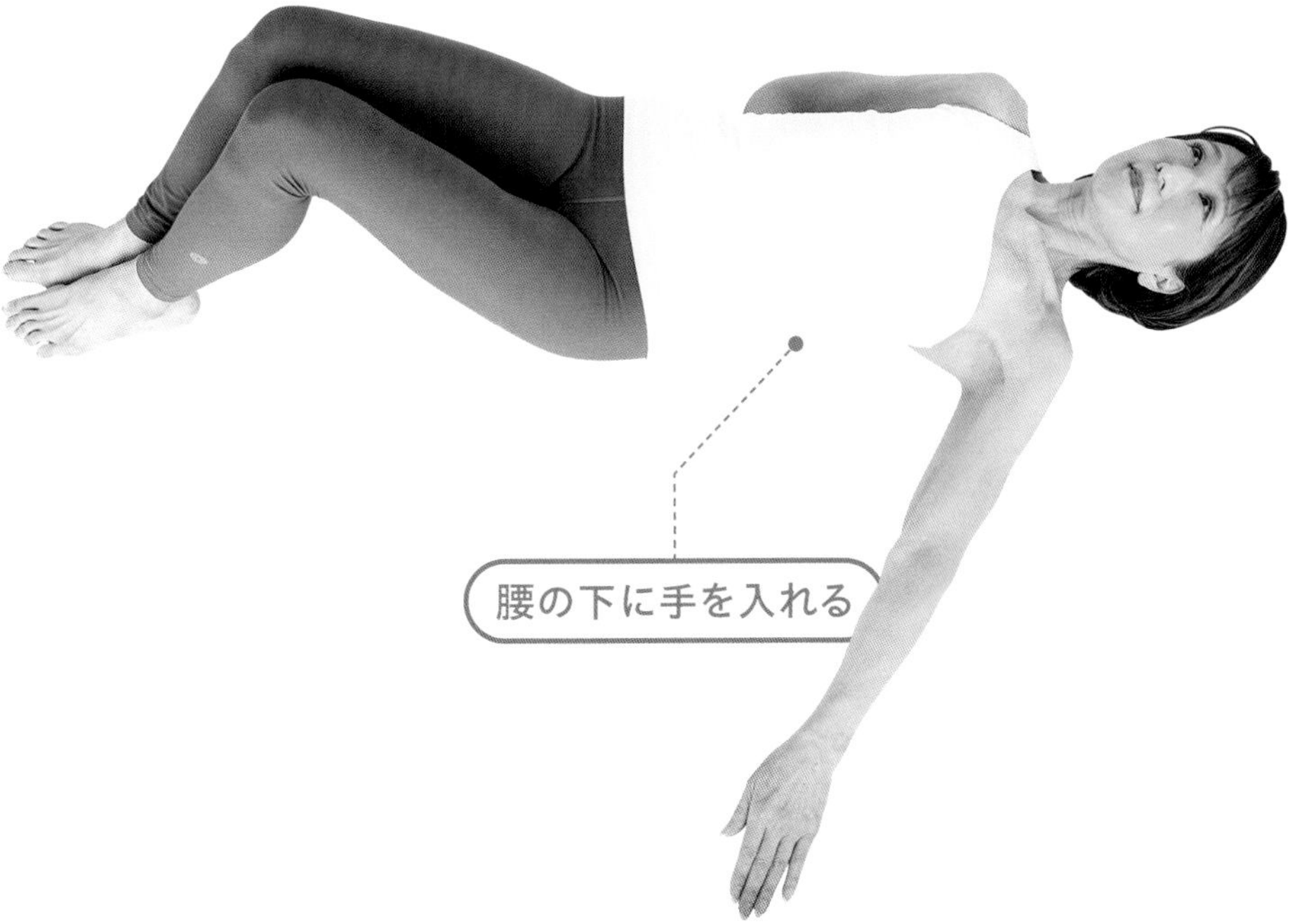

TIME

左右各5呼吸

腰の下に手を入れ、深く呼吸する

仰向けでひざを立て、両腕を体の横に伸ばす。右ひじを曲げ、腰の下に右手を、手のひらを下に向けて差し込み、深い呼吸を行う。5呼吸キープ。指先にしびれを感じたり、肩に痛みを感じたら、ムリせず手を外す。反対側も同様に。

肩関節

高いところの物を難なく取れる

腕引き

肩の力を抜き、反対の手の力で肩を上げ下げします。
肩を力ませることなく関節を動かせるので効果的。
続けると、高いところの物をラクに取れるように！

この動きがラクになる!

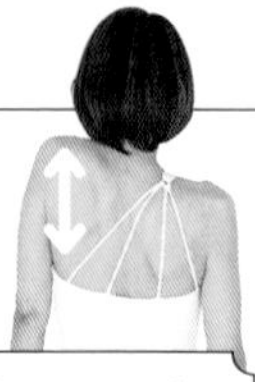

肩を上げる・下げる

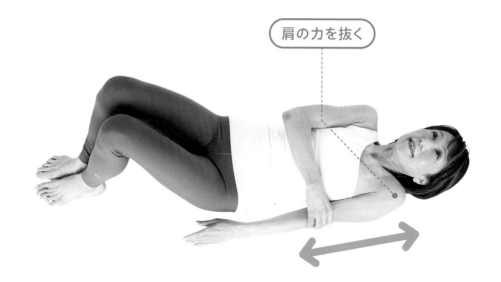

TIME

左右各5往復

片手で腕を持ち、肩を上下に動かす

仰向けになり、ひざを立てる。右手で左腕を持ち、ゆっくり左肩を押し上げ、ゆっくり引き下げる。肩甲骨が上下に動くのを感じながらこれを５往復行う。反対側も同様に。

肩関節

固いボトルの蓋を開けるのが簡単!

カクカクばんざい

肩甲骨を前後に傾けながら、肩関節をねじる体操。腕を内外にねじりやすくなるため、固いボトルの蓋などが開けやすくなります。

この動きがラクになる!

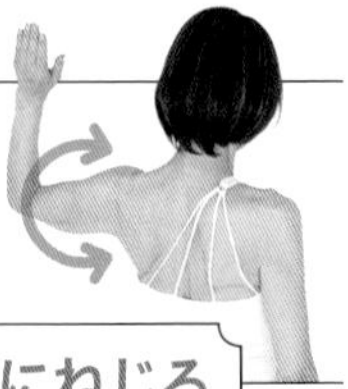

腕を内外にねじる

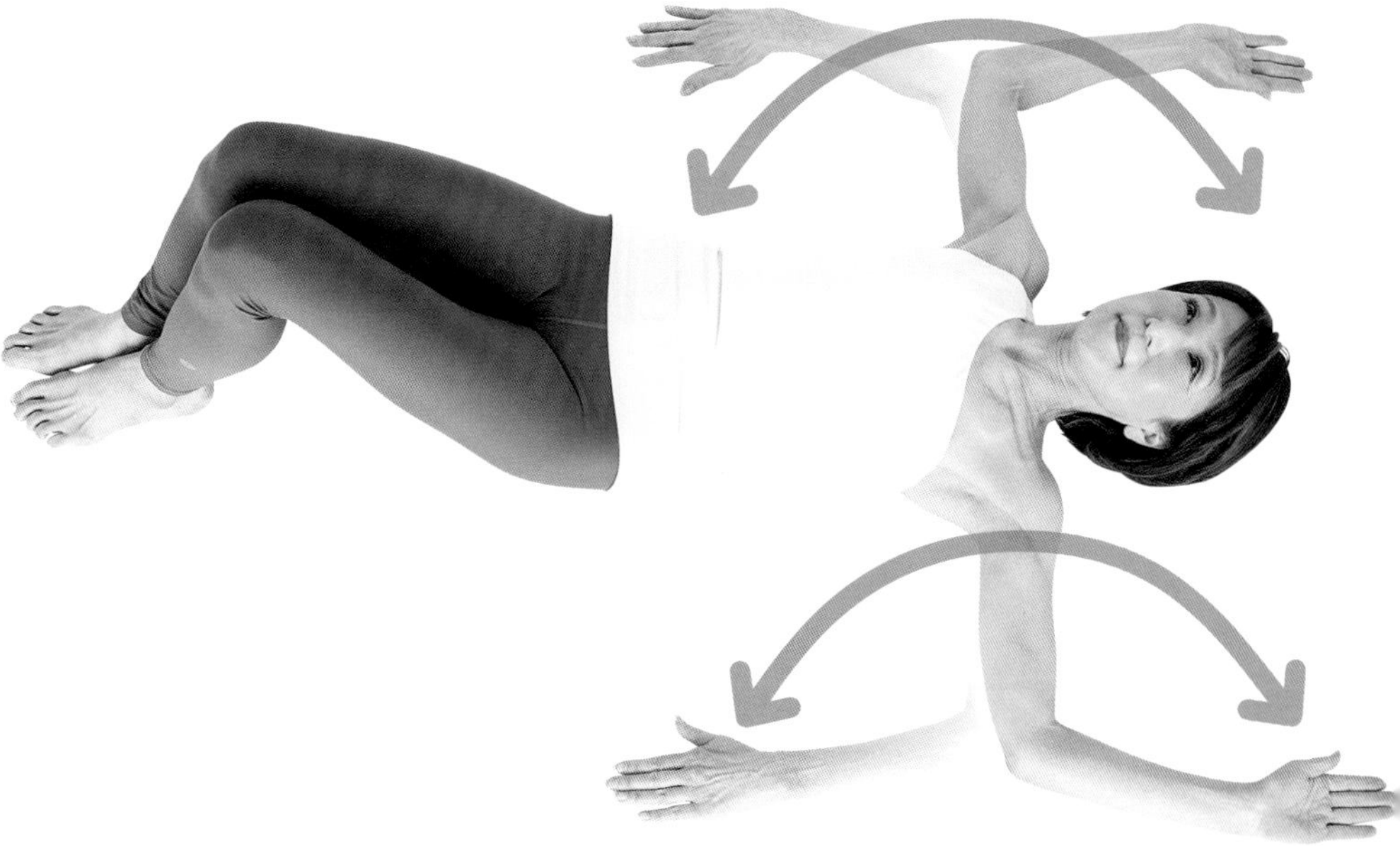

TIME	
5往復	**ひじを曲げて前腕を上下に動かす** 仰向けになり、ひざを立てる。両腕を肩の高さで横に広げ、ひじを直角に曲げる。ひじの位置や角度を変えずに、前腕をムリなくできるところまで、上下にゆっくり倒して肩関節をねじる。5往復行う。

股関節

立つ・座るがサッとできる！

後ろ手屈伸

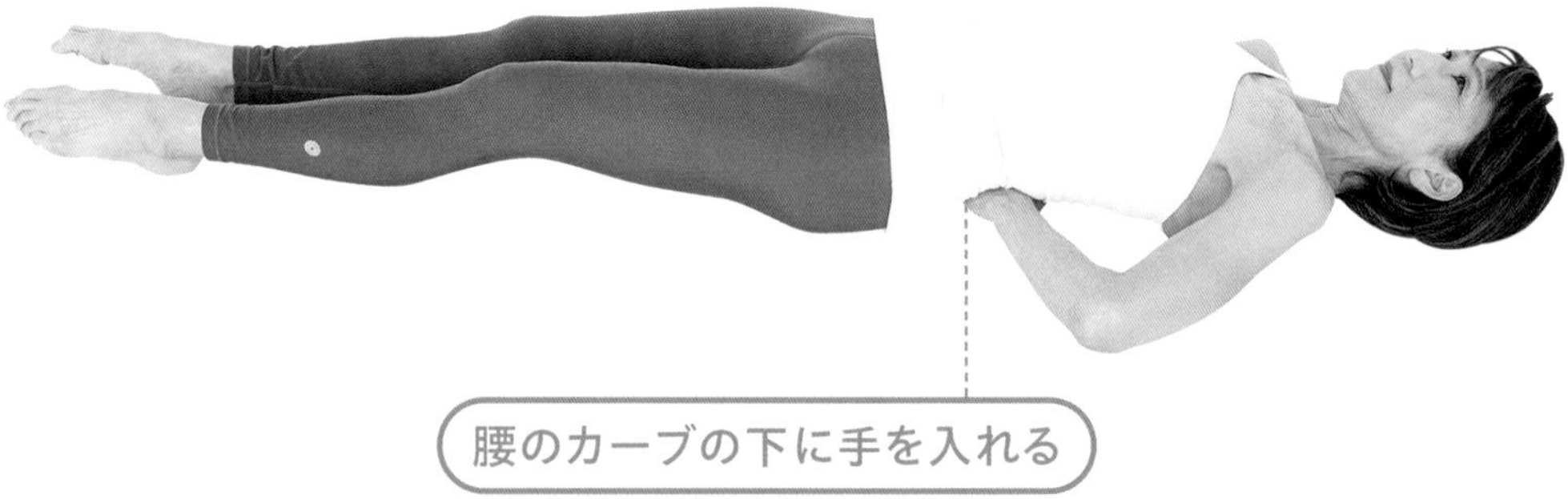

STEP 1

腰のカーブの下に手を入れる

仰向けになり、脚を腰幅に開く。腰のカーブの下に左手を入れ、このカーブがつぶれないようにする。

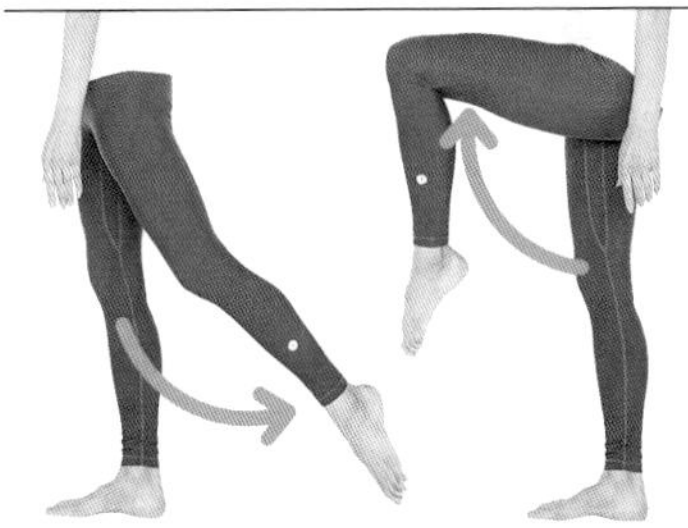

脚を曲げる・伸ばす

この動きがラクになる!

手を入れて腰のカーブを保ちながら片ひざを引き寄せましょう。この体操を行うことで脚の付け根から曲げる・伸ばす動きがしやすくなり、座る、立つといった動作が快適になります。

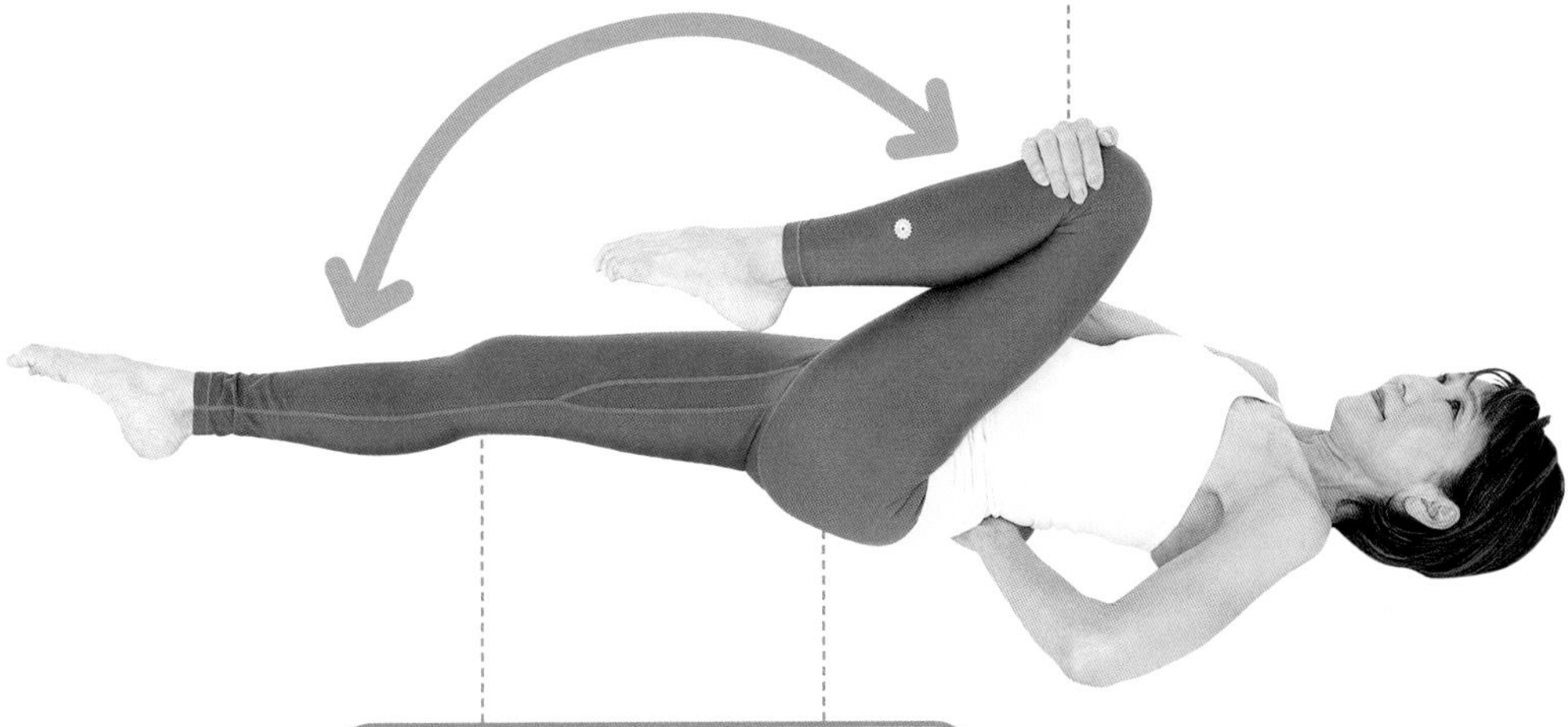

手で押さえて3呼吸キープ
お尻と脚は床から浮かせない

TIME

左右各**5**往復

STEP 2

片手でひざを抱え、胸に引き寄せる

左ひざを曲げ、右手でひざを抱えながら、右脚を床から浮かさないようにして胸のほうに引き寄せる。3呼吸キープし、元に戻す。脚を左右入れ替えて同様に。これを5往復行う。

股関節

ラクに開脚できる

横キック

仰向けで寝たまま、脚を内外にすべらせる体操です。脚を開いたり、閉じたりする動きがスムーズになり、日常動作がよりしなやかで俊敏に。

この動きがラクになる!

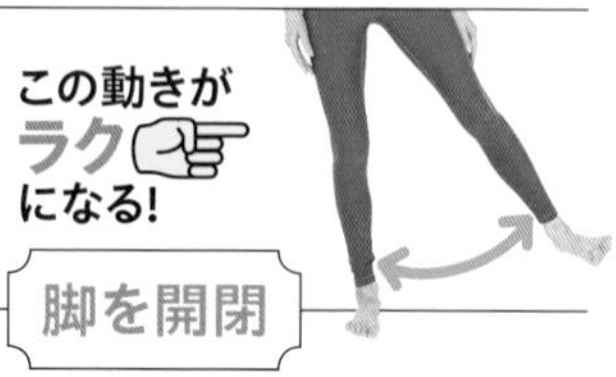

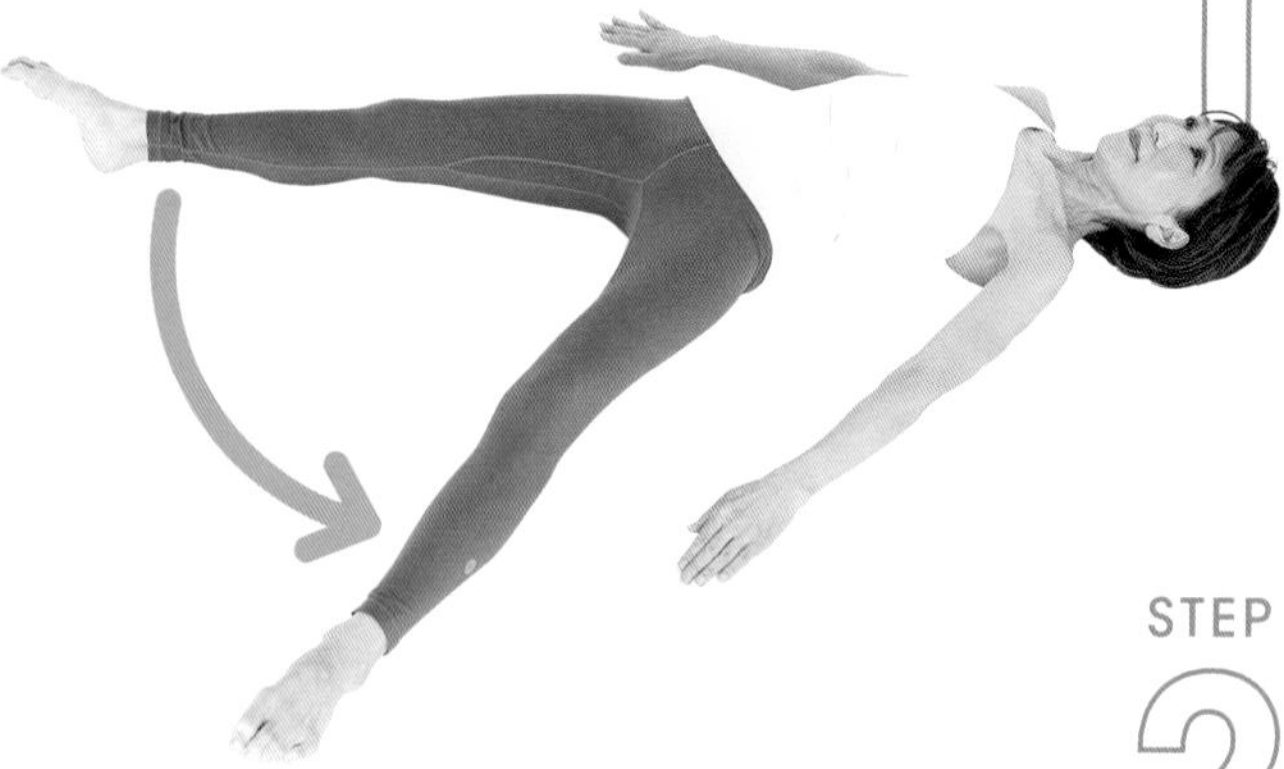

STEP 1

脚をすべらせて外に開く

両脚をそろえて仰向けになり、両腕を体の横に。左脚を外側に向かって床の上をすべらせながら、体を動かさずにムリのないところまで開く。

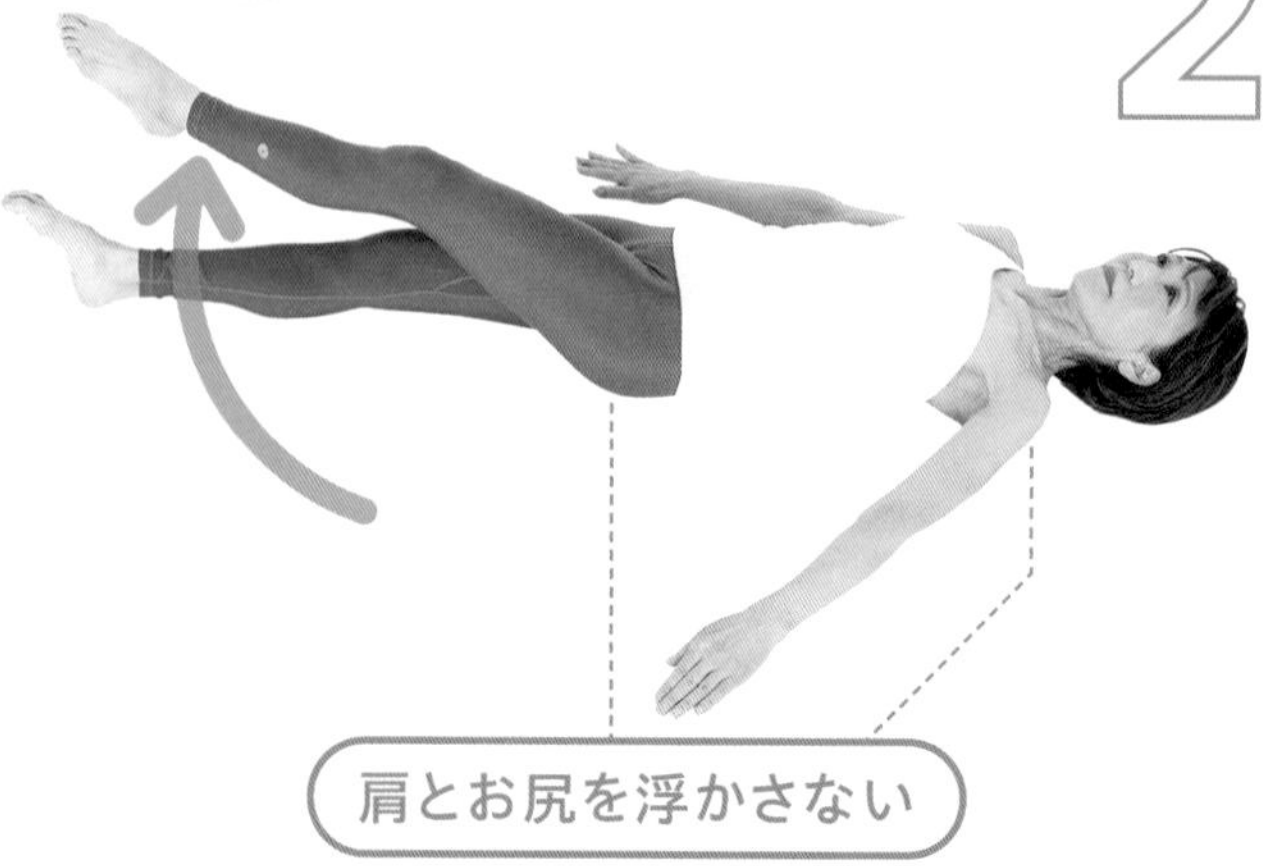

STEP 2

肩を床につけて、脚を内に閉じる

左脚を床をすべらせながら内側に閉じていく。さらに左側の肩やお尻が浮かないところまで、両脚を交差させる。これを5往復くり返す。反対側も同様に。

TIME 左右各5往復

股関節

座り姿勢が自由自在

ひざパタパタ

股関節を外や内にねじる動きがなめらかになると、ひざを外に開くあぐらや脚を閉じてひざを伸ばす長座など、座り姿勢をサッととれるようになります。

この動きがラクになる!

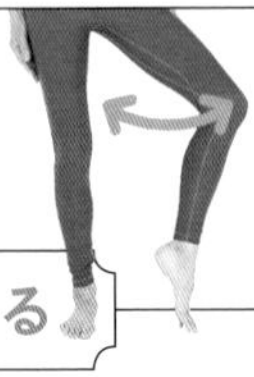

STEP 1

ひざを立てゆっくり外へ倒す

仰向けになり、両脚を伸ばして両腕を体の横に。左ひざを立て、脚の重さを利用しながら外側にゆっくり倒す。

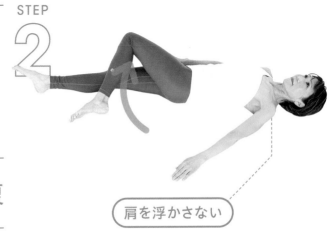

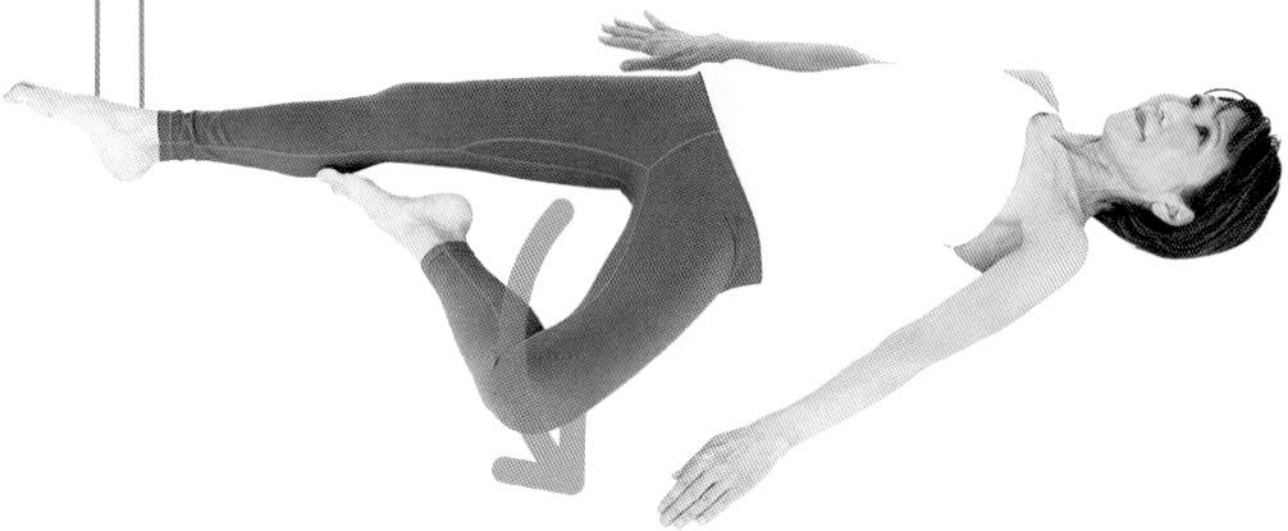

STEP 2

骨盤を動かさずにひざを内側に倒す

肩を床から浮かさないようにして、脚の重さを利用しながら左ひざを内側に倒す。5往復くり返し。反対側も同様に。

TIME 左右各5往復

COLUMN

猫背を改善して
背すじがピン!

棒でゆらゆらストレッチ

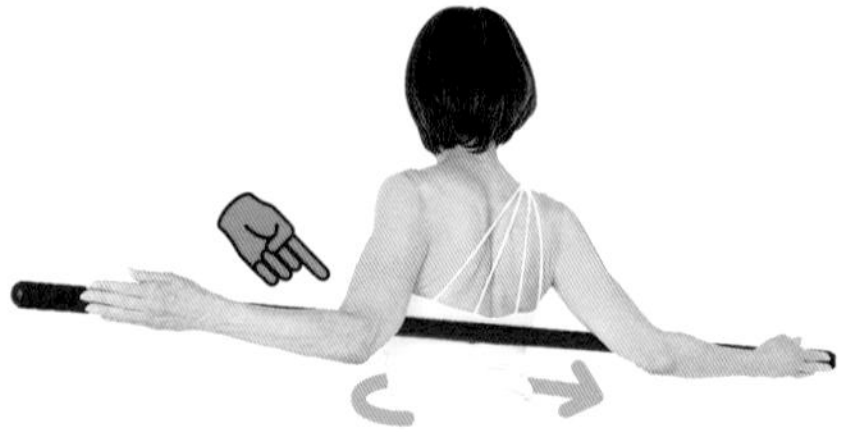

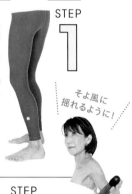

STEP 1

フロア用掃除モップの柄など、1.5mほどの長さの棒を用意。脚を腰幅に開いて立ち、軽くひざを曲げる。棒を肩甲骨の下に当て、床と平行に保つ。両手を棒に添えて骨盤を正面に向け、上半身を小さく右にねじる。

そよ風に
揺れるように!

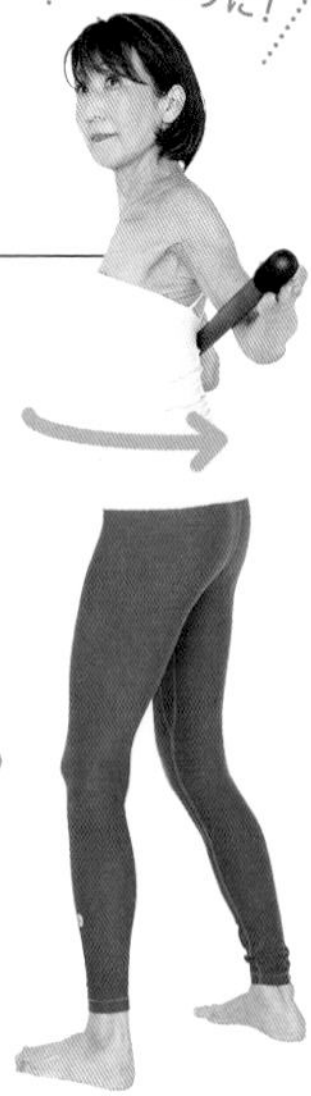

STEP 2

骨盤を正面に向けたまま、上半身を小さく左にねじる。肩や腕の力を抜き、風に吹かれるイメージで左右に軽やかに10往復。

腰に当てる
のもOK!

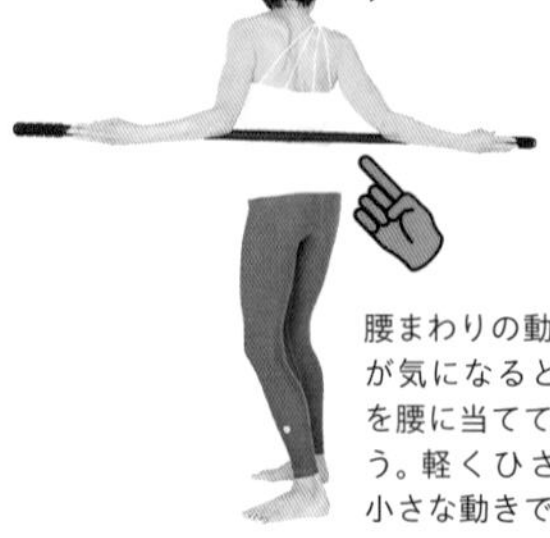

腰まわりの動きづらさが気になるときは、棒を腰に当てて同様に行う。軽くひざを曲げ、小さな動きで行おう。

運動不足だったり、家事などで長時間、前かがみの姿勢を続けていると背骨の一部の胸椎が硬くなり、猫背を招きやすくなります。

胸椎は首の下から背中の上半分あたりに位置し、背中を丸める、反る、ねじる、胸を開くなどの動きに関係しています。そのため胸椎が硬いままだと猫背が改善しないばかりか、日常動作に支障が出る場合も。

硬くなった胸椎をほぐすには、「棒」を使って上半身を揺らすストレッチが効果的。てこの原理で、わずかな力で胸椎の骨と骨との詰まりをスムーズに改善します。広がったスペースに滑液がめぐることで、胸椎の本来の動きが回復。猫背が改善し、姿勢を整えやすくなります。

これを使うのもおすすめ!

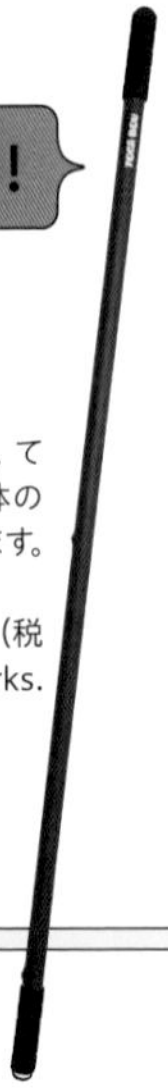

体の硬さを効率よくほぐすストレッチツール

峯岸さんが考案した棒型のストレッチツール。てこの原理を利用して、小さな動きで効率よく、体の硬くなり動きづらくなった部分をゆるめていきます。体本来の動きを取り戻すサポートに。

ヨガ棒 ライト(約153㎝×3㎝径)¥6,600(税込)/ヨガワークス https://www.yogaworks.co.jp/

PART 2

ケガをしない体をつくる!

とっさの1分連動ワーク

若い頃には難なくできていた、とっさの動き。年齢を重ねるとそれができなくなり、ケガをするケースが増えます。関節をすばやく連動させる練習で、サッと動ける体を取り戻しましょう!

とっさの動きができずに起こる！

中高年のケガあるある

ミドル～シニア世代になると「体が思うように動かない」という事態に陥り、思わぬケガを招くことが増えます。例えば、こんなケース、ありませんか？

Case 01

小さな段差につまずいて転倒！

若い頃と比べて、よくつまずくようになったと感じていませんか？　よくある原因のひとつは、歩くときに脚しか動かせていないこと。脚を踏み出すと同時に、上半身をひねり、腕を前後に振ることができないと歩幅が狭くなり、すり足になって、小さな段差でつまずきやすくなります。

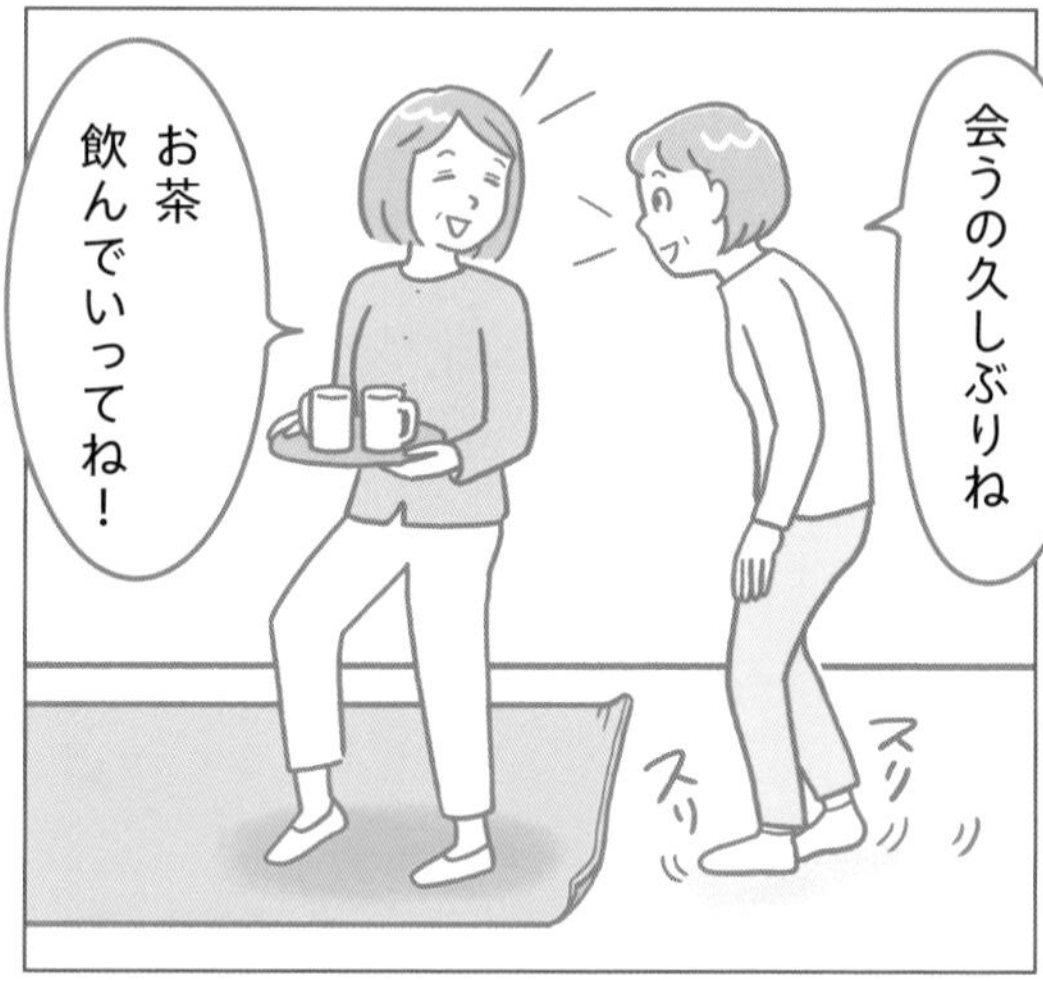

会うの久しぶりね
お茶飲んでいってね！
スリ
スリ

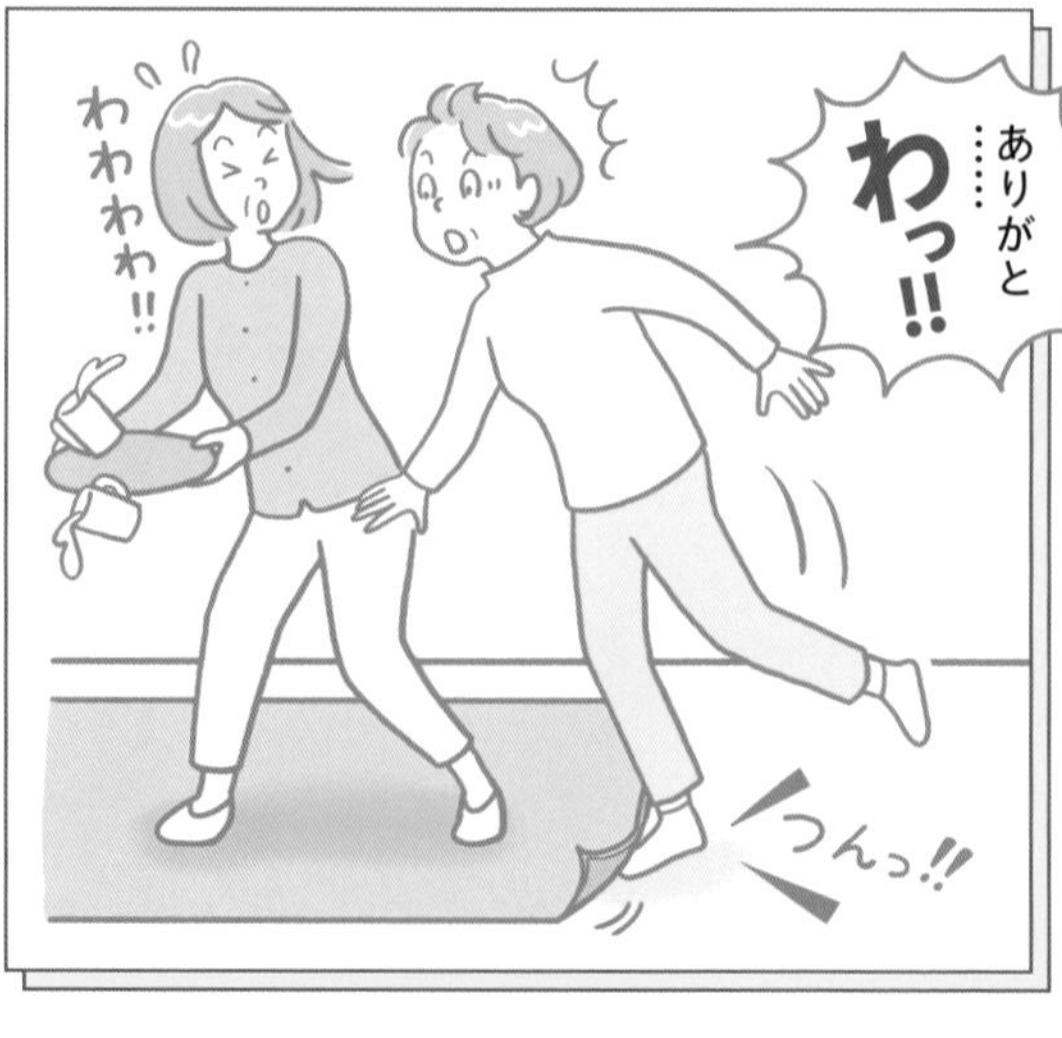

ありがと……
わっ!!
わわわわ!!
つんっ!!

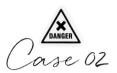

Case 02

立ち上がろうとしてよろけて転ぶ！

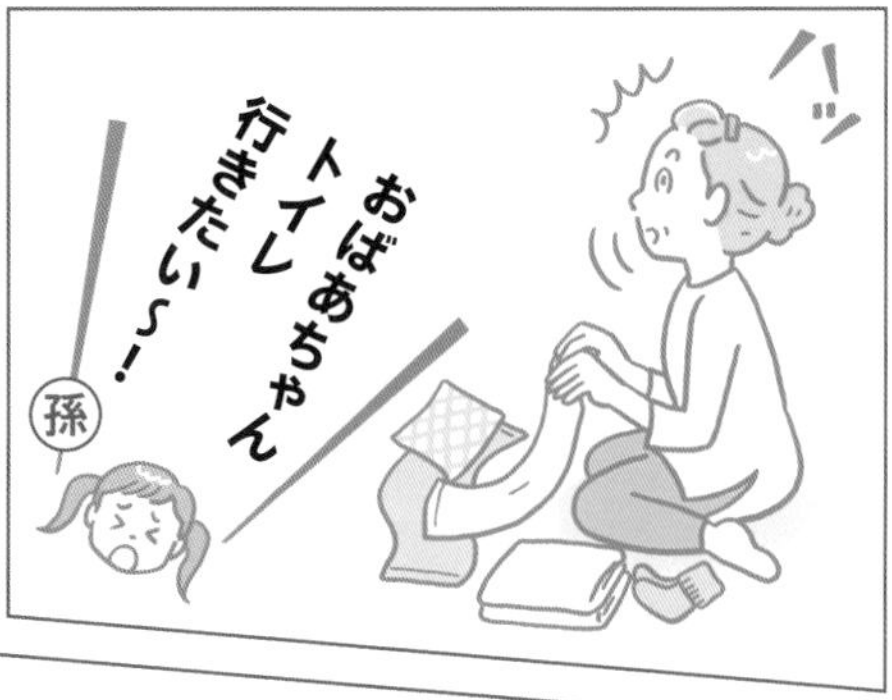
ハッ
おばあちゃん
トイレ
行きたい～！
孫

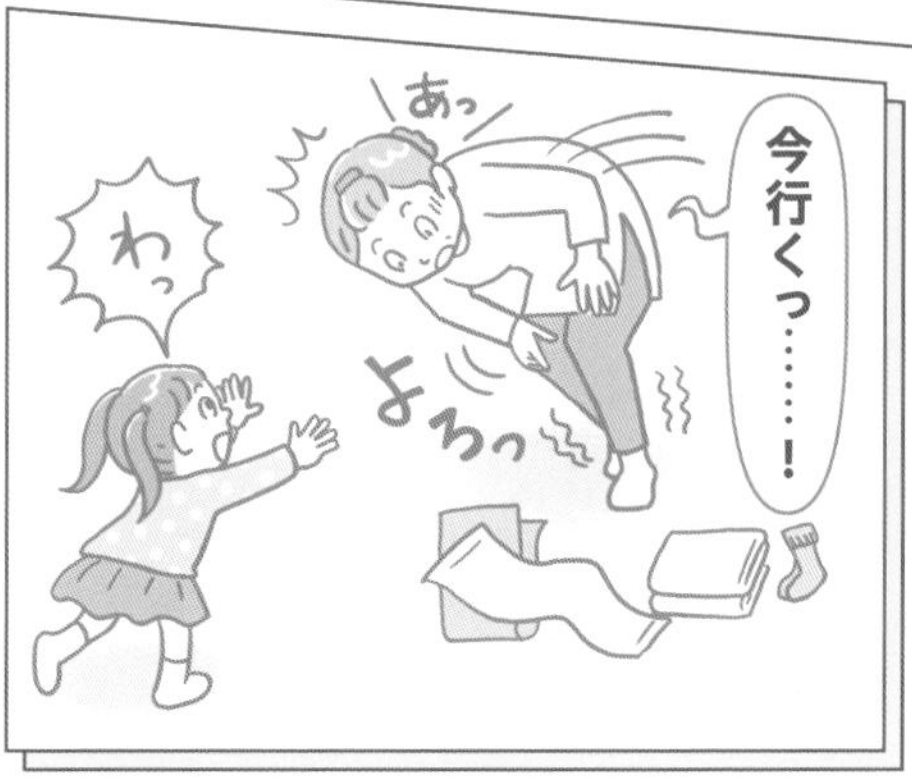
今行くっ……！
あっ
わっ
よろっ

座っている姿勢から立ち上がるとき、姿勢が不安定になり、よろよろ～と転んでしまうのは、背中を丸めたまま、脚だけ動かして立ち上がろうとするため。前につんのめるような立ち方になり、バランスを崩しやすくなるばかりか、腰にも負担がかかります。

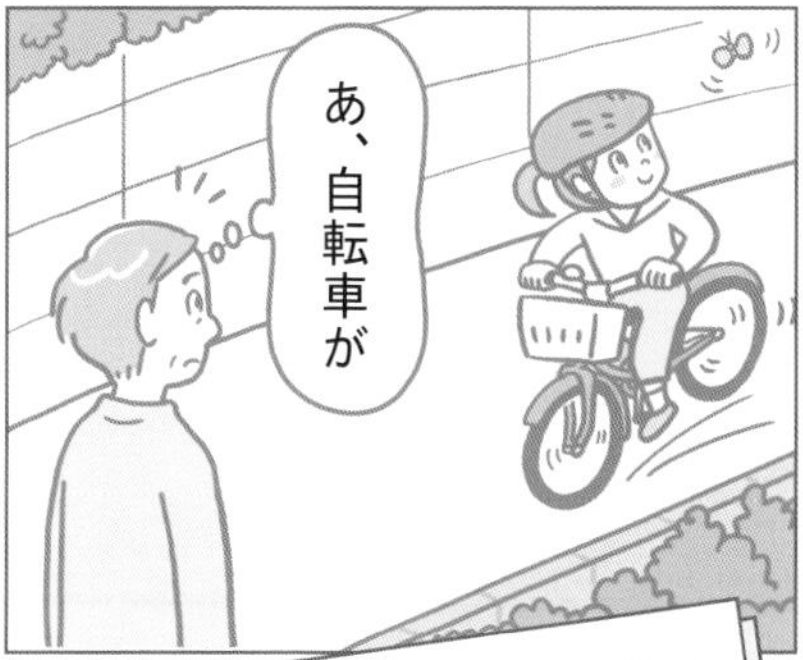
あ、自転車が

Case 03

前から来た自転車をサッとよけられずに衝突！

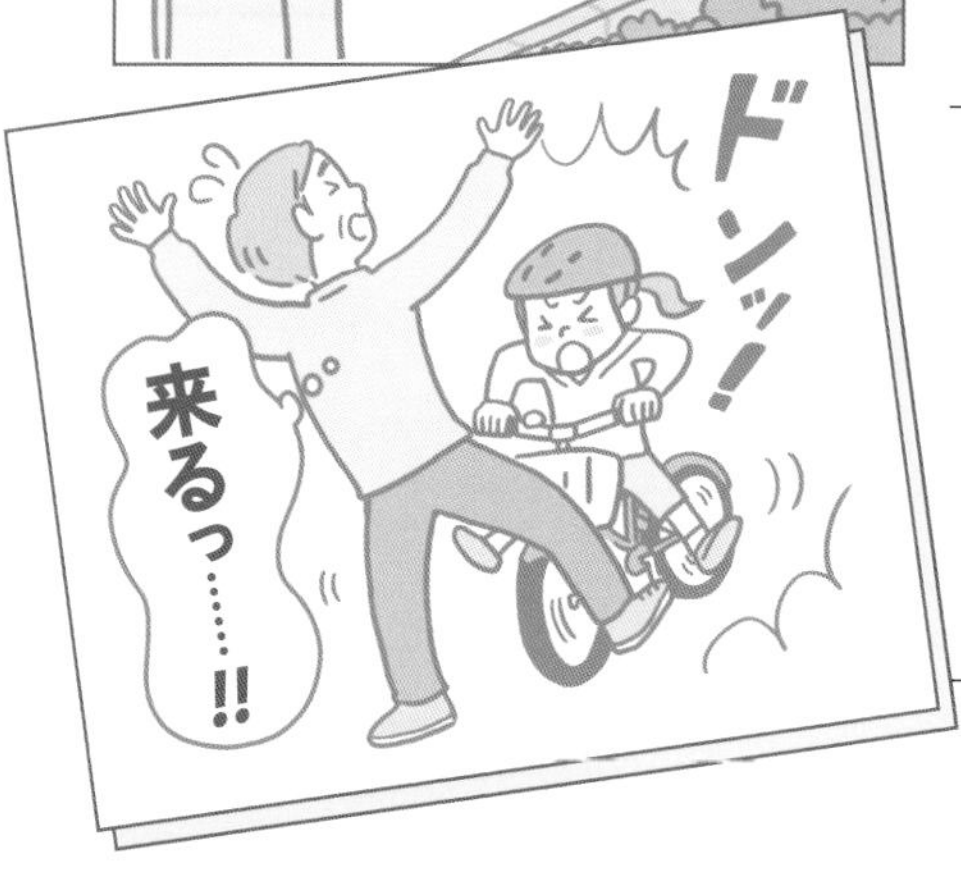
ドンッ！
来るっ……!!

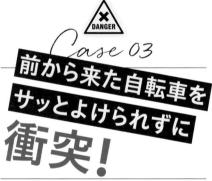

狭い場所で、自転車がこちらに向かってくることがわかっているのに体が動かず、衝突してしまう。片足を後ろに引きながら体重移動させ、体をくるりと後方回転させて衝突を避けるという、瞬時に体のいろいろな部位を連動させる力が衰えているサインといえます。

とっさのときに関節をすばやく連動できればケガは防げる！

年齢を重ねると、とっさのときに、パッと体を動かすことができずに、ケガにつながるケースが増えてきます。

たとえば、よろけて尻もちをついたとき。脚を体に引きつけながら背中を丸めることが瞬時にできると、頭を守ることができます。

若い頃は、こうした動きがサッとできていたはず。ところが、年齢を重ねると何もできずに後ろに倒れていき、頭を打ってしまったりします。なぜ、こうしたことが起こるのでしょう?

人間の体には、もともと今、体に起きていることを感じとるセンサーが備わっています。そのセンサーが状況に応じて「動け！」と指令を出し、それに応じて関節や筋肉が的確に働くことで、安全な動きができます。

ところが、年齢を重ねると関節の硬さや筋力の低下で、指令に応じたくても動けない、ということが起こります。関節の硬さを改善するには、パート1の1分ハイハイが効果的。筋力の強化については、パート3でご紹介しましょう。

そして、とっさの動きができないのには、もうひとつ理由があります。それは「関節を連動させる能力」が低下していること。

例えば尻もちをついたときに頭を守るための「脚を引きつけながら背中を丸める」動きは、股関節と背骨の関節を連動させます。年齢を重ねると、この「連動」が苦手になりがち。そうなると関節一つひとつはスムーズに動けても、サッと動くことが困難になります。

尻もちを 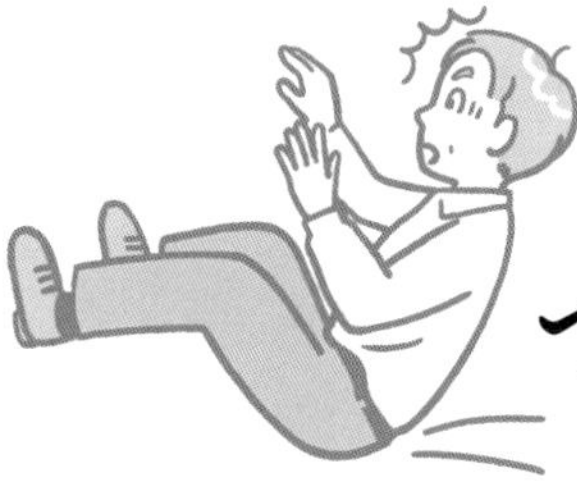 ついた場合

関節を
すばやく連動
できると……

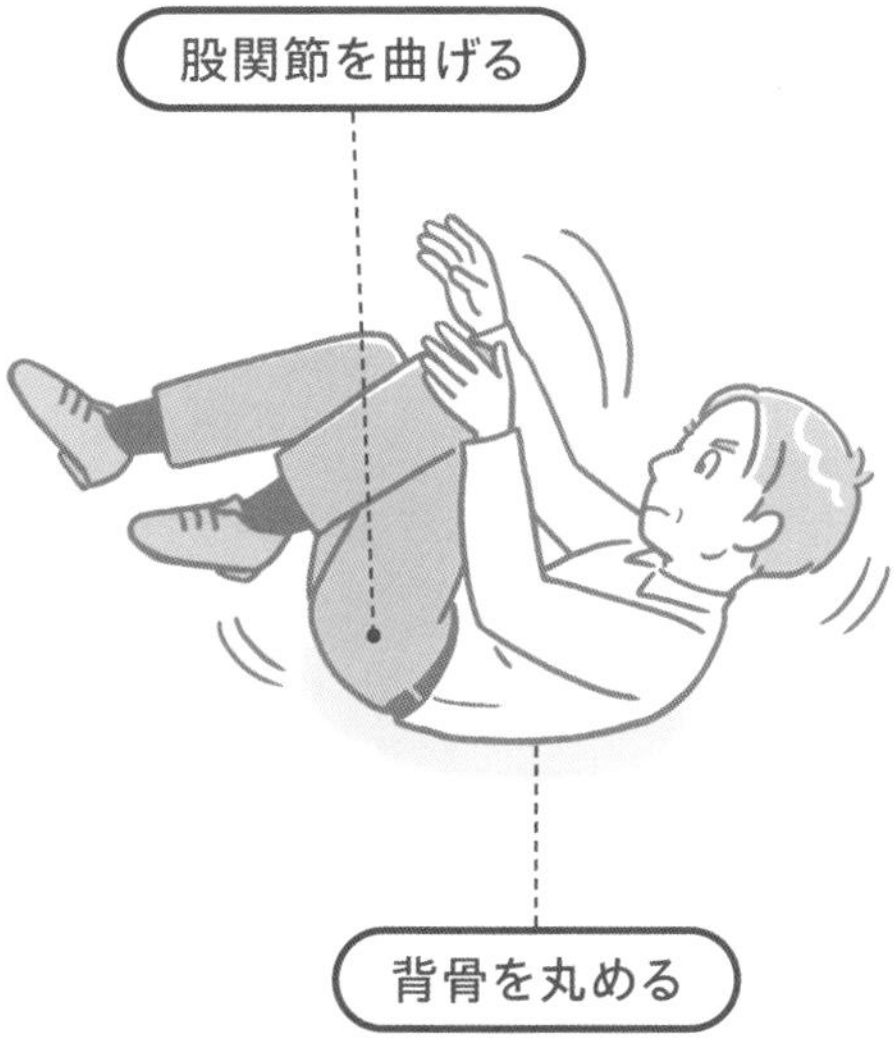
股関節を曲げる
背骨を丸める

尻もちをついたとき、股関節と背骨の関節が瞬時に連動できると、脚を引きつけながら背中を丸める動きがサッとできる。頭を守り、ケガを防ぐことができる。

関節を
すばやく連動
できないと……

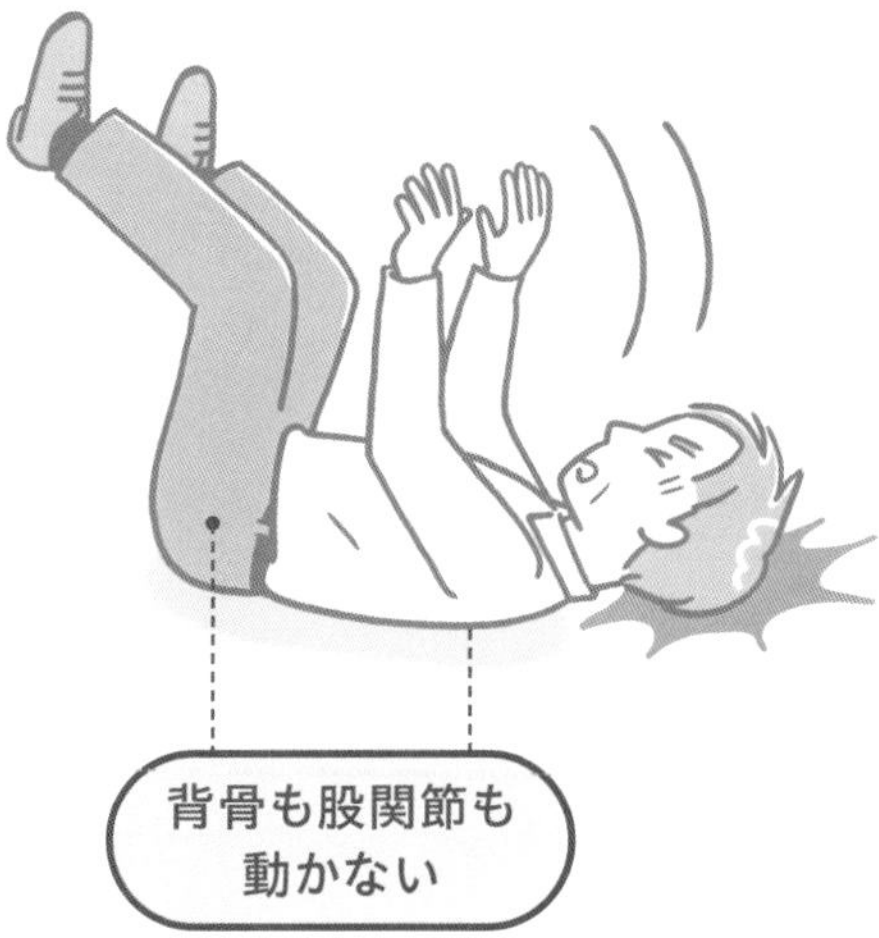
背骨も股関節も
動かない

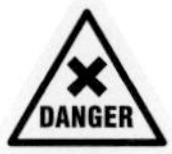
DANGER

尻もちをついたときに、股関節と背骨の関節が連動できないと、**脚と背骨が伸びたまま、後ろに転倒**。地面に頭を打ちつけるなど、ケガにつながりやすくなる。

身を守る関節の動きを体に思い出させよう!

年齢を重ねると、運動不足や加齢の影響で、関節を連動させる能力が低下します。それは、どう連動させればよいのかを、体が忘れてしまっている状態。日常生活でとっさのときに体が動き、ケガを防ぐためには、それをもう一度、体に思い出させる必要があります。

体が思い出すとは、例えば子どもの頃によく自転車に乗っていた人が、大人になってかなり久しぶりに自転車に乗るというとき、最初はもたついていても、だんだんと乗り方を思い出してスムーズに乗れるようになる、といったことです。

このパート2では、ケガをしやすい場面で身を守るための「関節の連動のしかた」を練習します。そうして体に思い出させることで、想定した場面が実際に起きたときに、瞬時にその動作を行うことができるようになります。

練習するのは、よろけて転んだり、前から来た人や自転車とぶつかりそうなときなど、ケガをしそうなアクシデントの際に、身を守るための連動のしかた。もうひとつが歩く、立ち上がるなどの日常動作で、つまずいたり、よろけたりしないための連動のしかたです。

動きに慣れるまではぎこちなく感じるかもしれませんが、練習を続けるうちに、関節がスムーズに連動するようになります。

全身の関節の連動性が高まっていくため、どんな場面でも体をサッと動かすことが得意になります。もちろん、日常動作も、もっとラクで快適に!

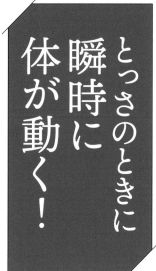

ふだんの練習で必要な動作を感覚として記憶

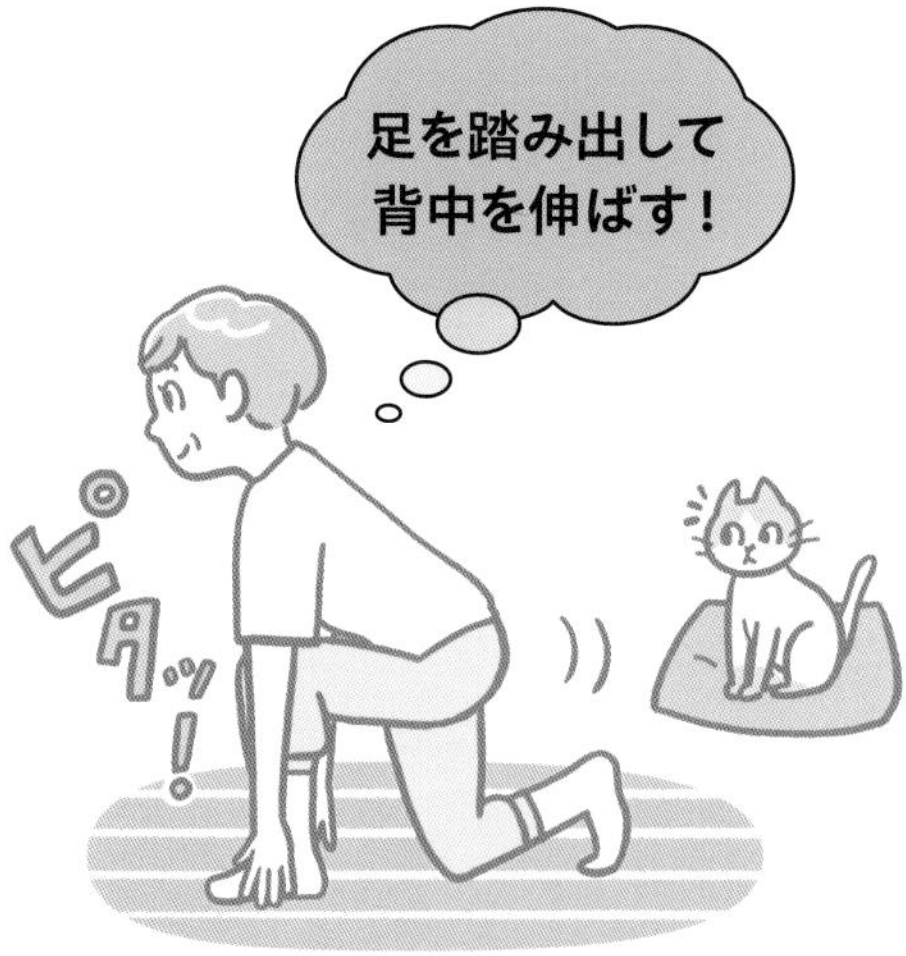
足を踏み出して
背中を伸ばす！
ピタッ！

例えば、正座から立ち上がるときに転倒しないよう、足を踏み出しながら背中を伸ばし、お腹と脚の付け根を近づけて体を安定させる動きを日常生活の中で練習。動作の流れを、感覚として体に記憶させる。

とっさのときに瞬時に体が動く！

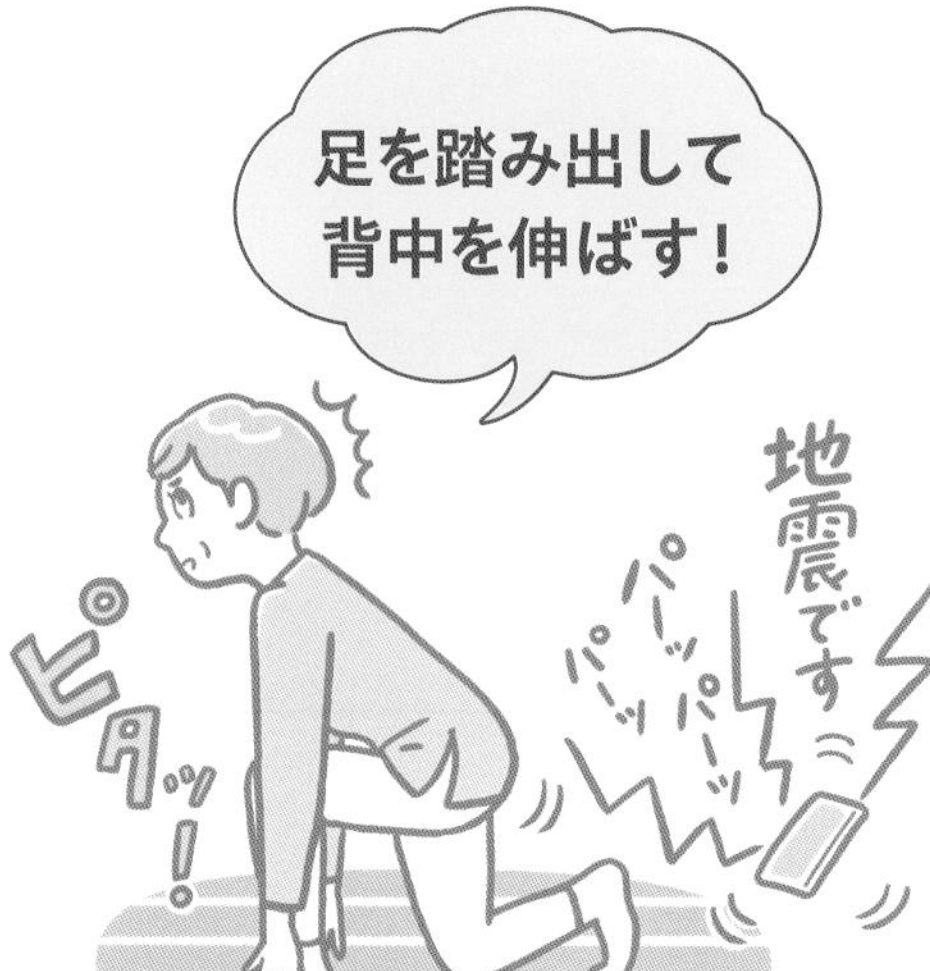
足を踏み出して
背中を伸ばす！
地震です
パーッ
パーッ
ピタッ！

感覚として体が記憶した動作は、とっさのときに再現できる。地震警報などで即座に動く場面でも、練習していた、正座からふらつくことなく立ち上がる動きが瞬時にできるように。

後ろに倒れたときに頭を打つを防ぐ

丸まり受け身

後ろに倒れて尻もちをついたときは、背中を丸めて脚を体に引きつけることが大事。すると、重心が前方向に保たれ、後ろに倒れて頭を打つのを防ぐことができます。この動きは、背骨の関節と股関節を連動させる練習になります。

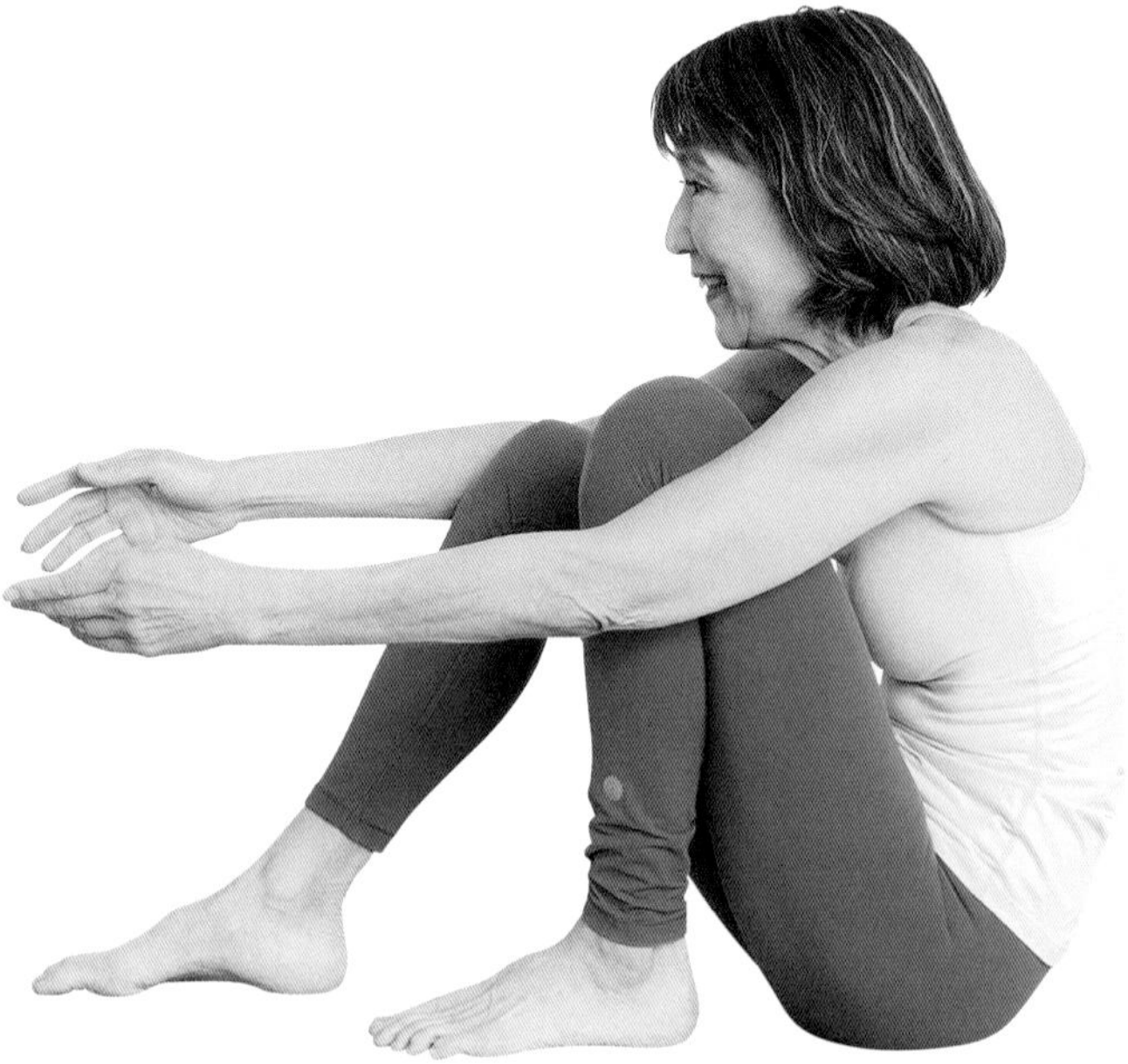

STEP 1

尻もちをついたイメージで座る

後ろに倒れて尻もちをついたイメージで、ひざを曲げて座る。両腕を胸の前へ伸ばす。

こう変わる!

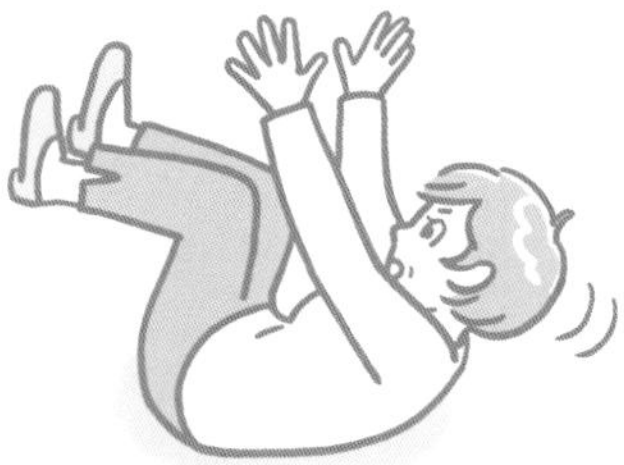

背中が丸まり頭を打たない

ありがちな動作

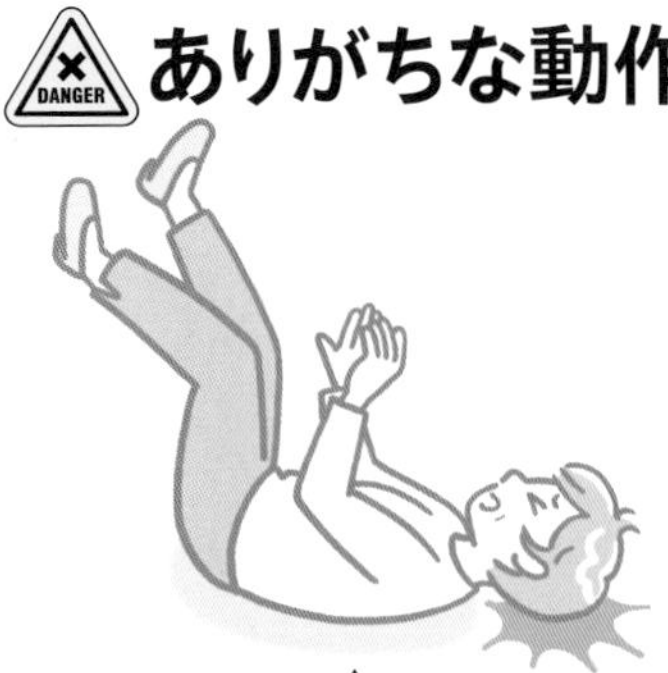

背中が丸くならず後頭部を打つ

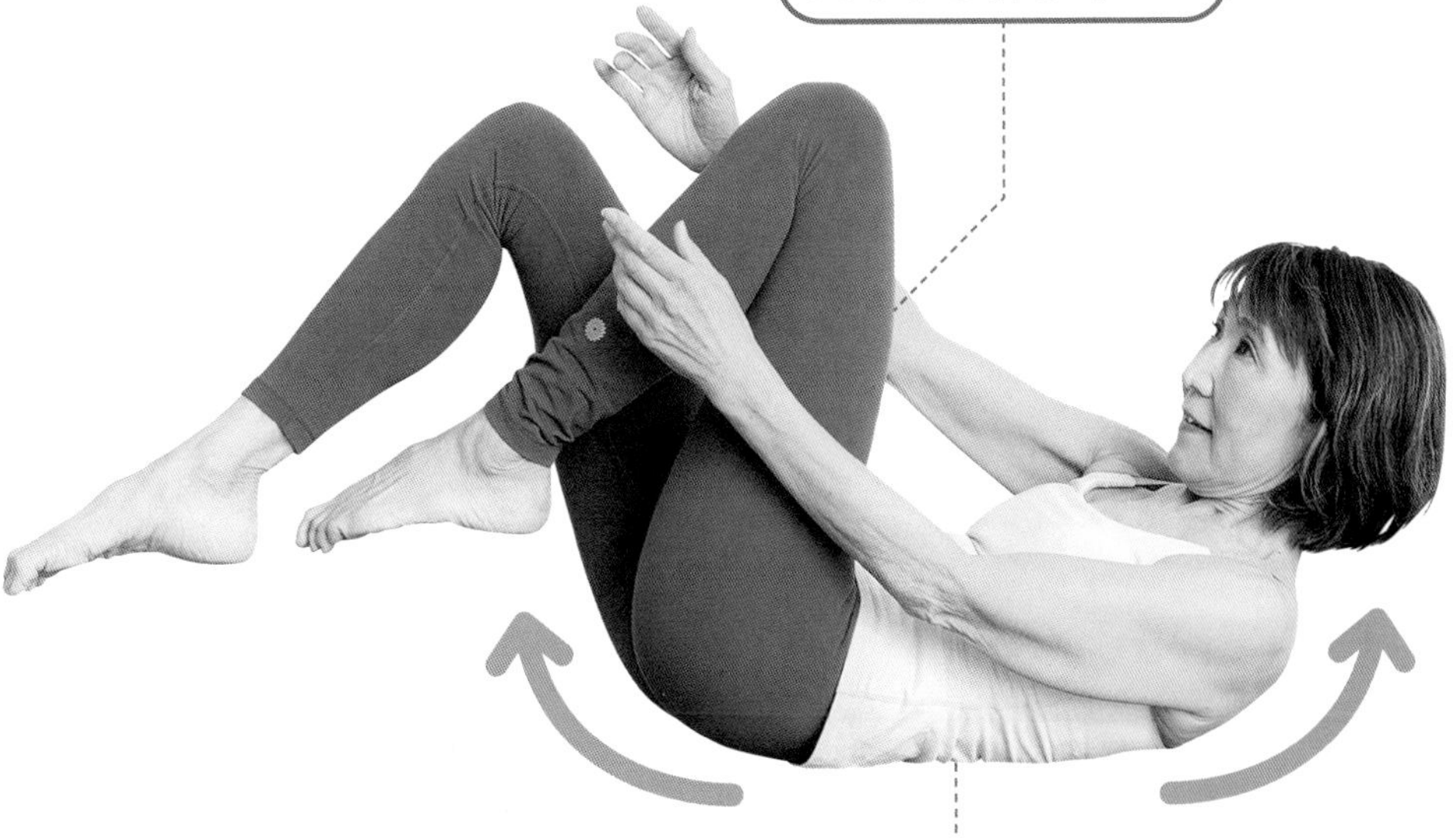

TIME

3回

STEP **2**

背中を丸めながら後ろに転がる

太ももをお腹に引き寄せ、体を小さくするようにあごを引き、背中を丸めながら、後ろにゆっくり転がる。これを3回練習する。

DANGER 立ち上がろうとしてよろけて転ぶを防ぐ

プリ尻立ち

座った姿勢から立ち上がるときは、背中を丸めず、お腹と太腿を近づけながらお尻を後ろにプリッと突き出すと足もとが安定します。安全に立ち上がるために、この股関節と背骨の関節を連動させる動きを練習し、体にインプットを。

STEP 1

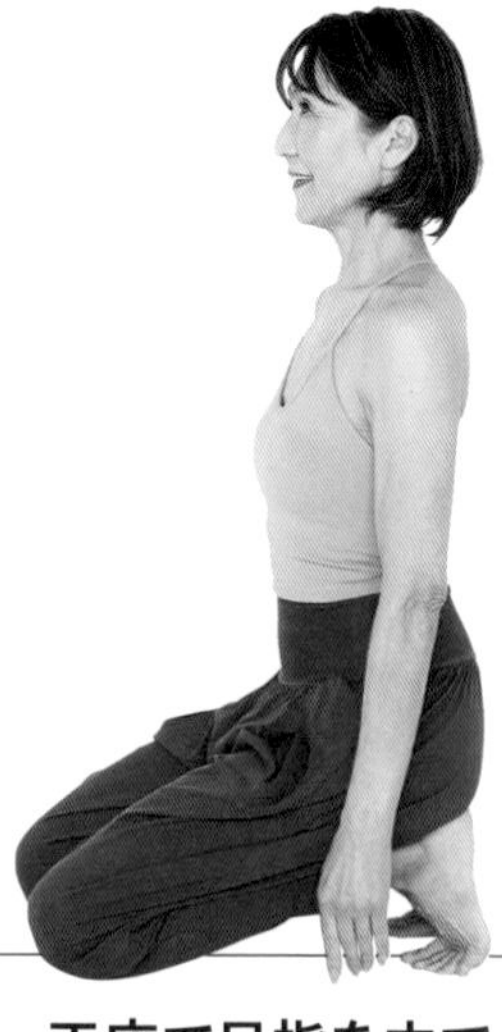

正座で足指を立てかかとを引き上げる

正座からお尻を浮かせ、五本の足指を立てかかとにお尻をのせる。背筋を伸ばし、両腕を体の横に。

STEP 2

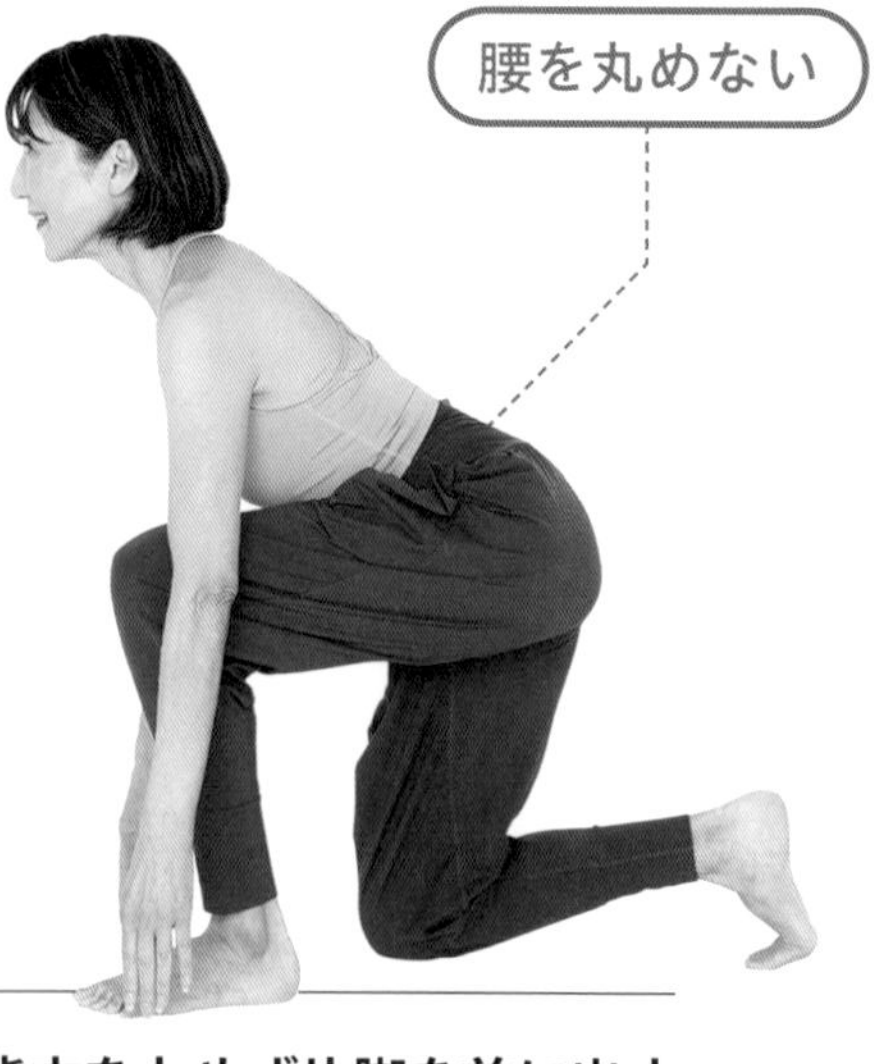

背中を丸めず片脚を前に出す

背中を丸めず、お腹と脚の付け根を近づけるイメージで、片脚をスッと前に出す。両手の指先は肩の下の床に軽くつけて体を支える。

ありがちな動作

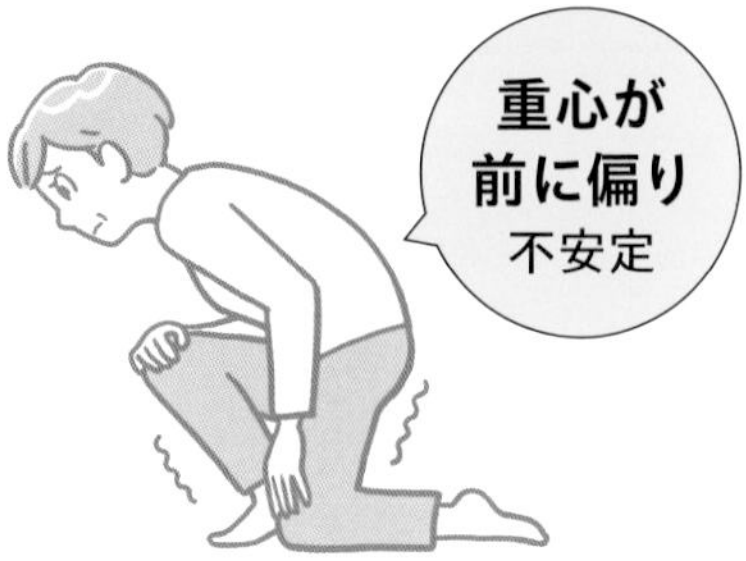
重心が
前に偏り
不安定

こう変わる!

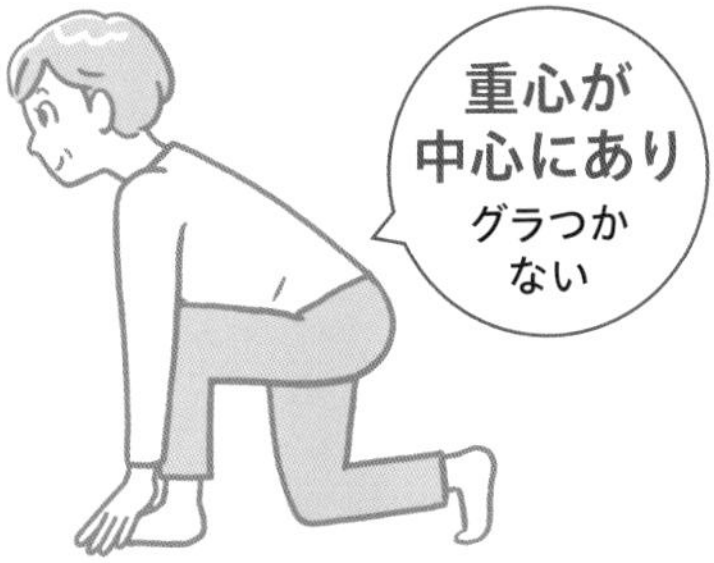
重心が
中心にあり
グラつか
ない

STEP
3

腰を丸めない

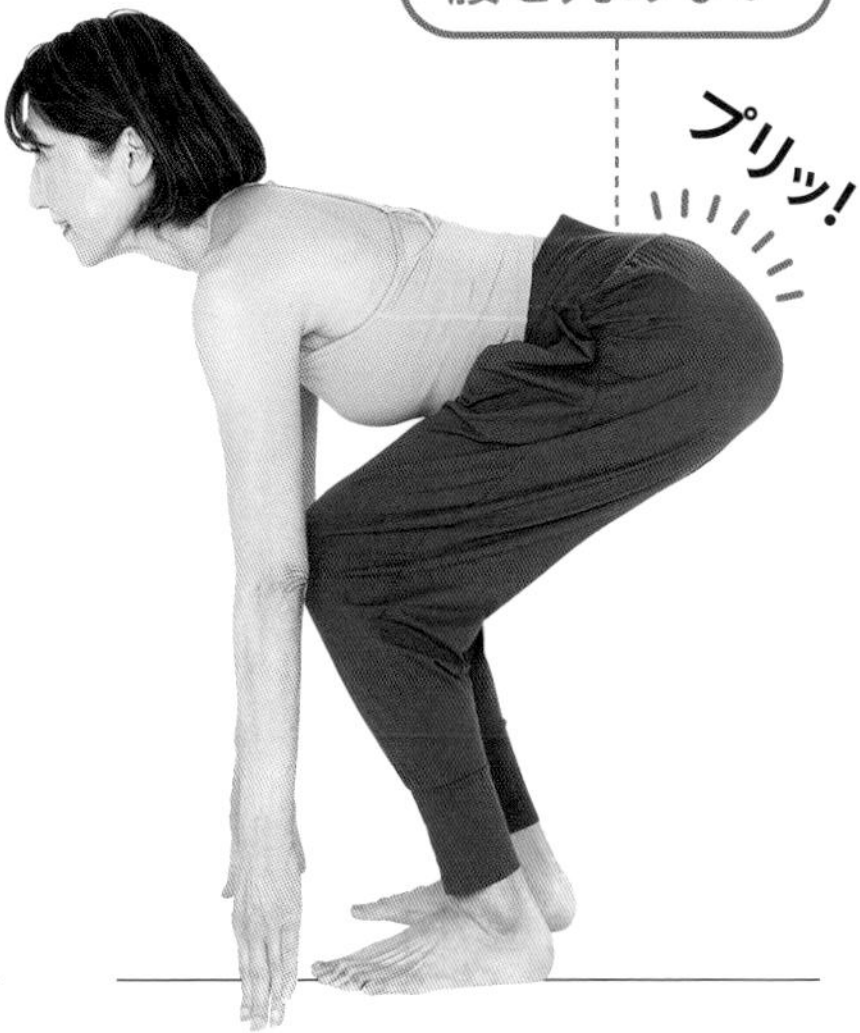
プリッ!

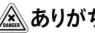

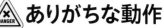

お尻を後ろに突き出して立つ

目線は前に向けたまま、背中を丸めず、股関節をしっかり曲げ、お尻を後ろにプリッと突き出すイメージで反対側の脚を一歩前に出し、両脚をそろえる。

STEP
4

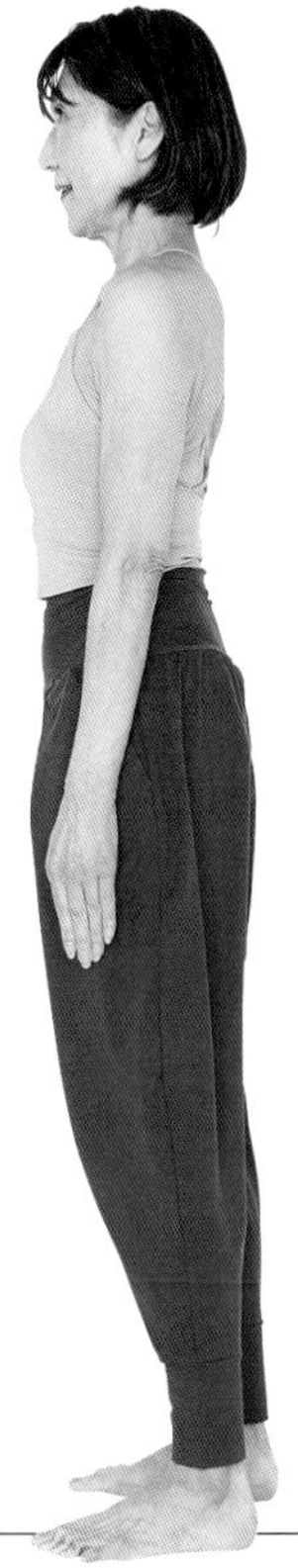

ひざ、股関節を伸ばして立ち上がる

両足の裏でしっかり床を踏み、ひざ、股関節を伸ばして、ゆっくり立ち上がる。フラつく場合は、壁などに手を添え、安定した姿勢で行う。

TIME
2回

わずかな段差につまずいて転ぶを防ぐ

パタパタ寝返り

段差でつまずかないためには、すり足にならないように脚をしっかり上げると同時に、上半身をひねって腕を前後に振りながら歩くことが大事。それには寝返りと同様に、股関節・背骨の関節・肩関節を連動させることが必須です。

STEP 1

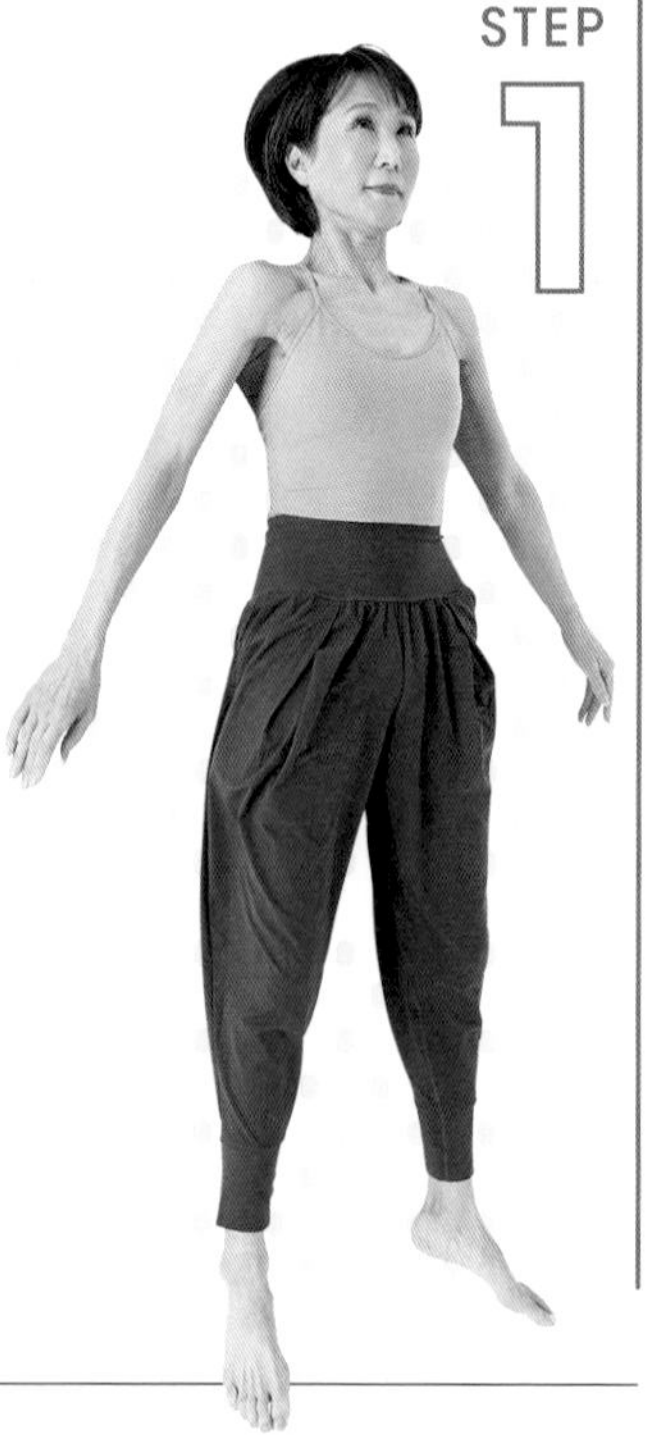

仰向けになり、
体の力を抜いてリラックス

仰向けになり、両脚を腰幅に開く。両腕を体の横のラクなところにおき、体の力を抜く（肩が上がりにくい場合は2～4を、ひじを曲げた状態で行う）。

STEP 2

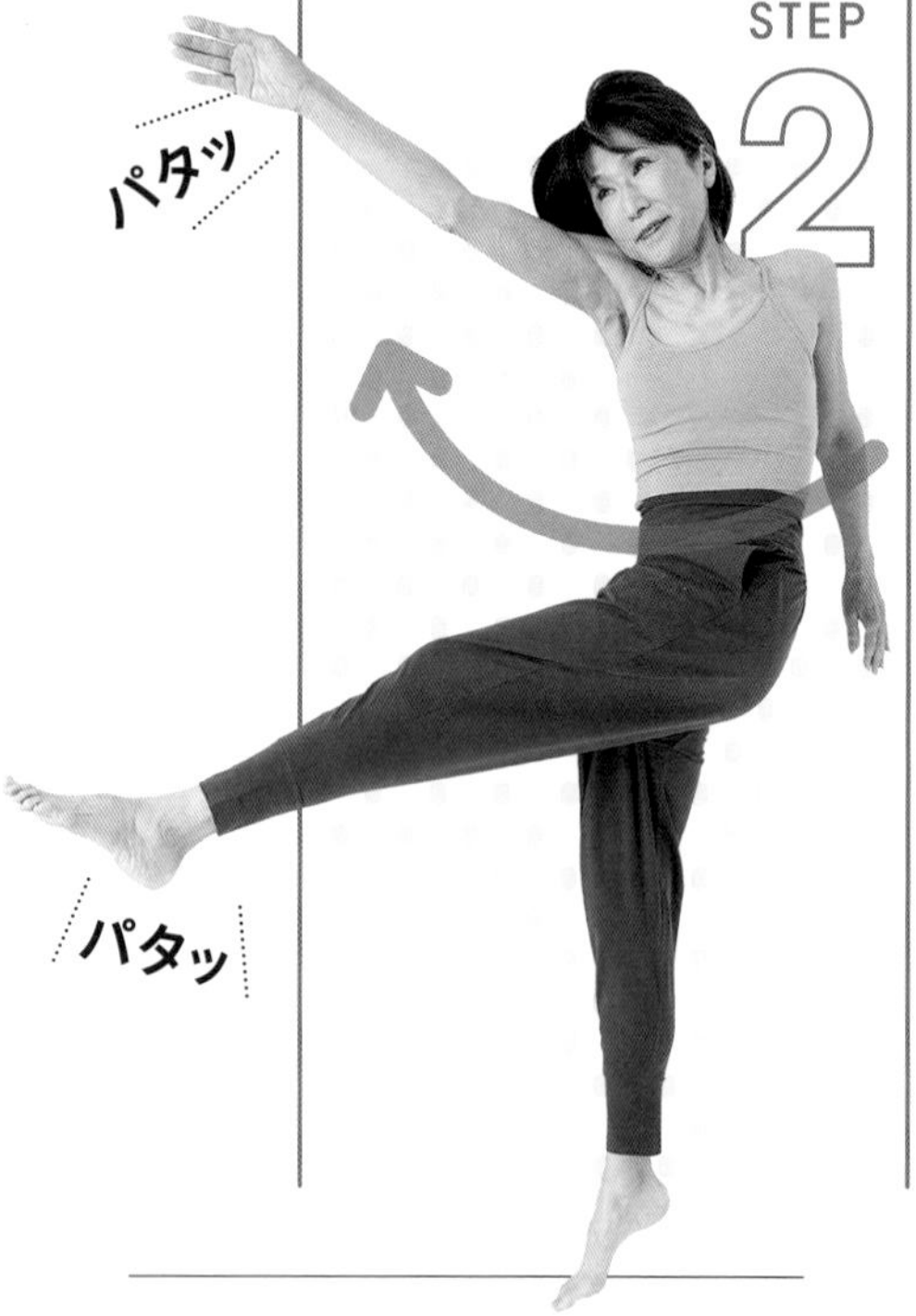

股関節から左脚を右に動かし、
骨盤を右に傾ける

左脚を股関節から右に動かし、足先を遠くへ伸ばしながら床につける。右手は右斜め上に。左脚の動きに続いて、自然に骨盤が右に傾いて、背骨がねじられる。

ありがちな動作

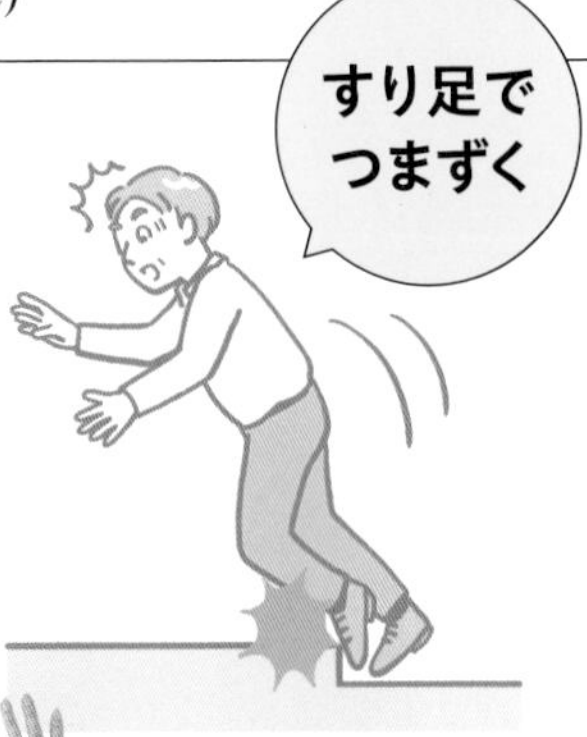
すり足で
つまずく

こう変わる！

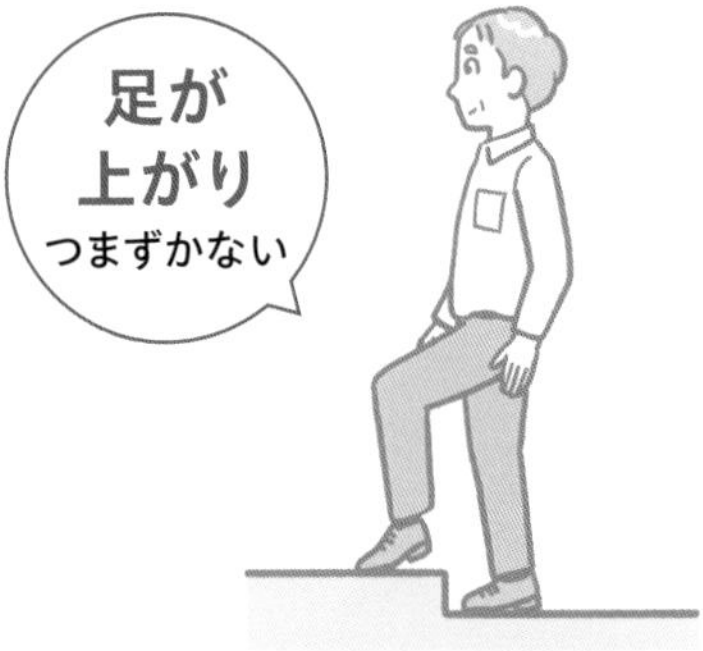
足が
上がり
つまずかない

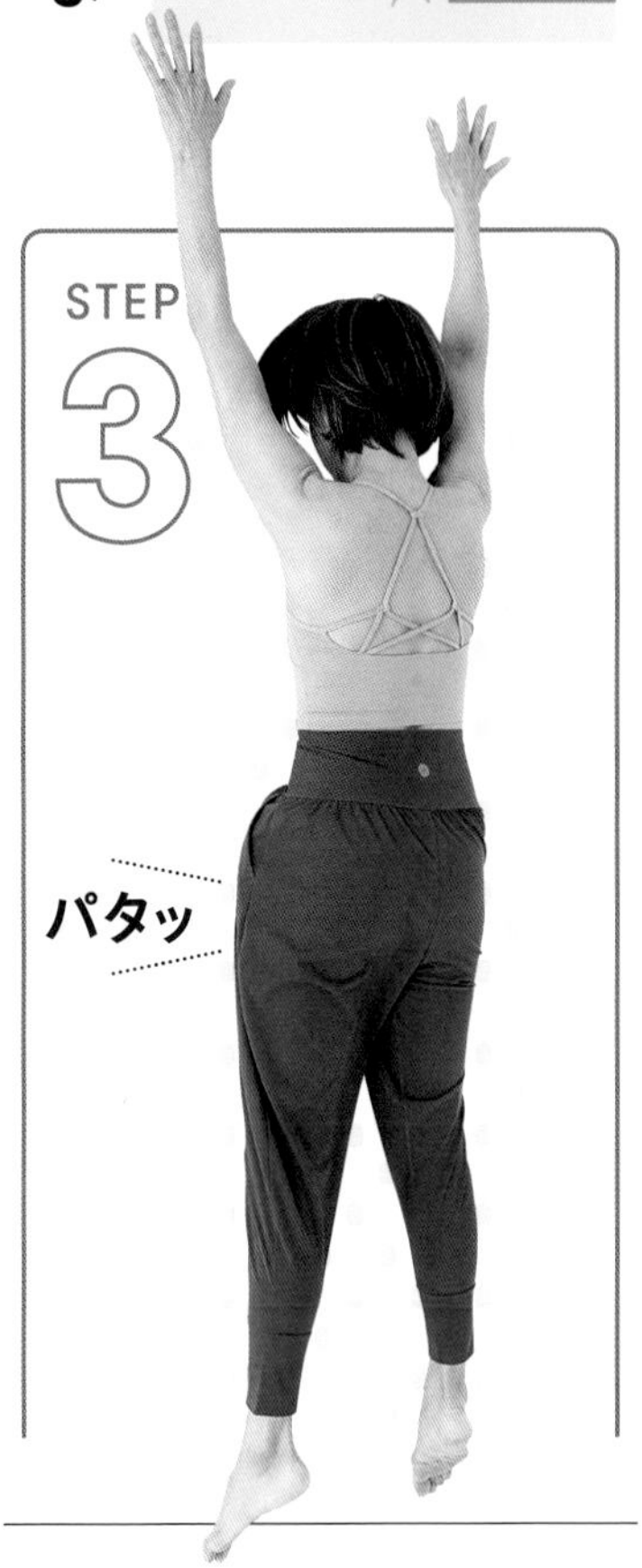
STEP
3
パタッ

背骨の動きにまかせながらうつ伏せになる

手で床を押したりせず、背骨の動きにまかせて寝返りを打つようにうつ伏せになる。両手を頭の先へ。

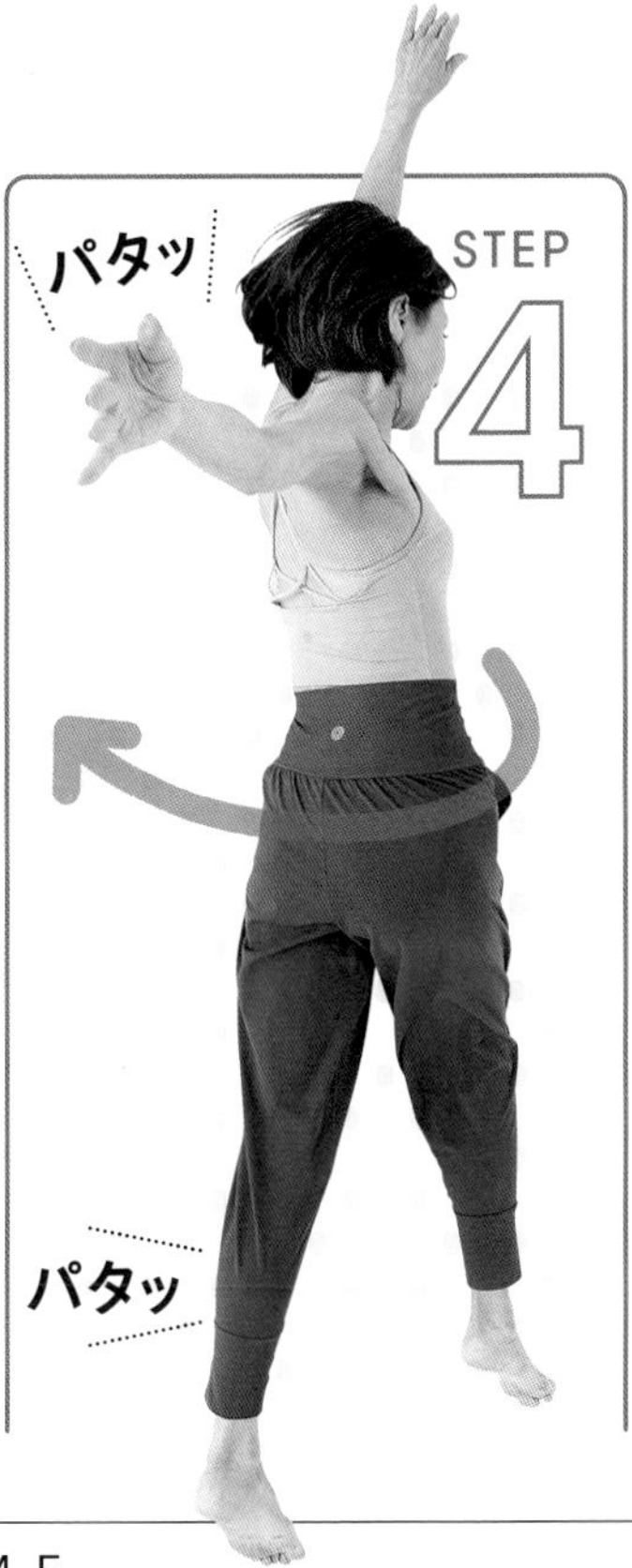
パタッ
STEP
4
パタッ

TIME

1往復

右腕を遠くに伸ばし仰向けの姿勢に戻る

右肩を外側に回し、右腕を天井方向に上げる動きに続いて自然に骨盤が左に傾き、背骨がねじられ、股関節が外側に回されて仰向けに。元の方向に向かって逆側も同様に。

前から来た人をよけられずに衝突を防ぐ

歩いてターン

前から来た人との衝突を避けるには、片足を後ろに引きながら、体を後方に回転させて身をかわすのがコツ。ここでは、その足首関節・股関節・背骨の関節の連動を練習します。踏み出す足にしっかりと体重を乗せていくことがポイントです。

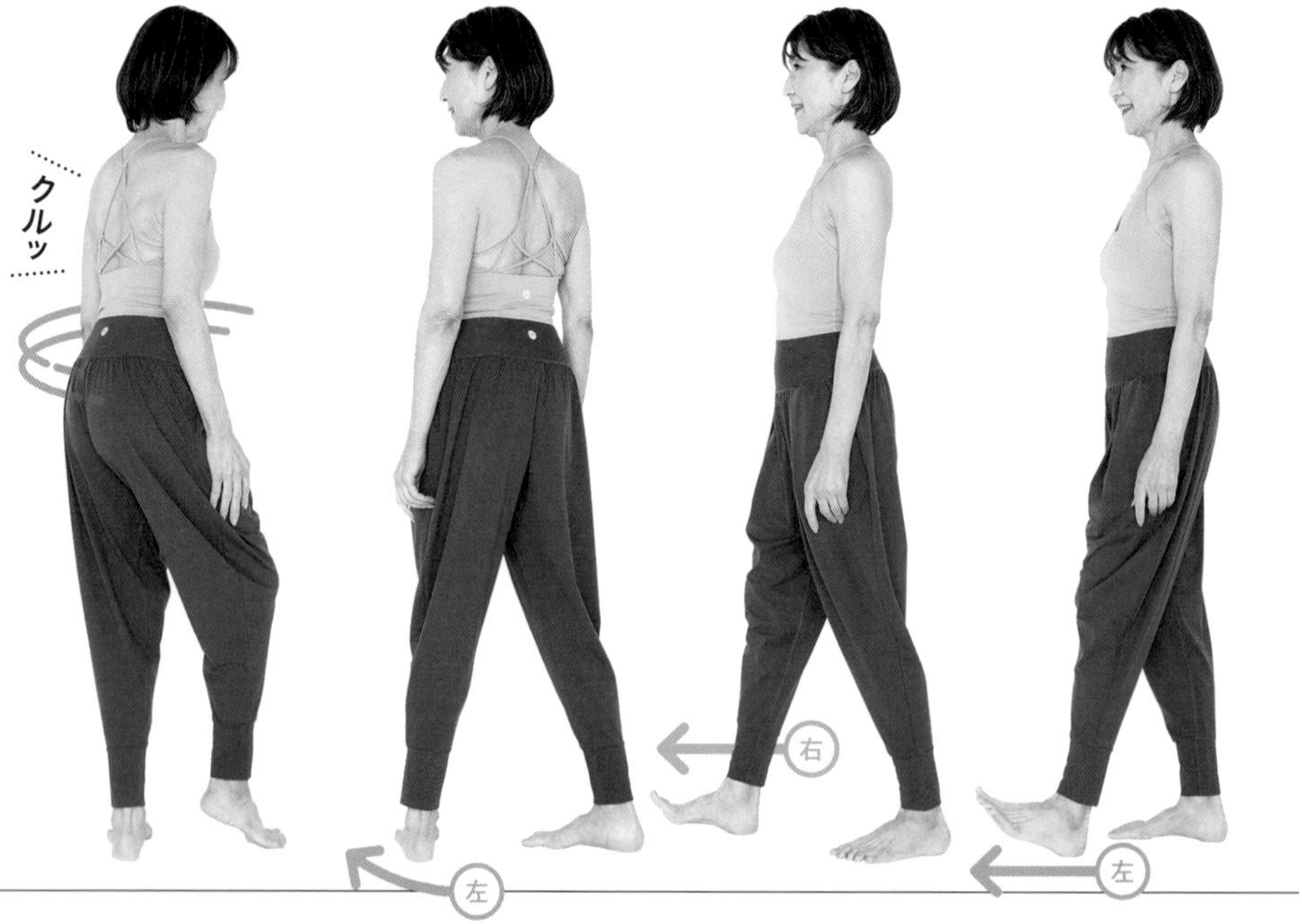

STEP 1

両脚を腰幅に開いてまっすぐ立ち、両腕を体の横に。左足を一歩前に出す。

STEP 2

骨盤を正面に向けたまま、右足を一歩前に出す。

STEP 3

左足を、右足の前に回り込むようにして、内くるぶしを右足に向ける。

STEP 4

左足に体重をのせながら、右足のかかとを上げ、クルッと右方向に半回転。

ありがちな動作

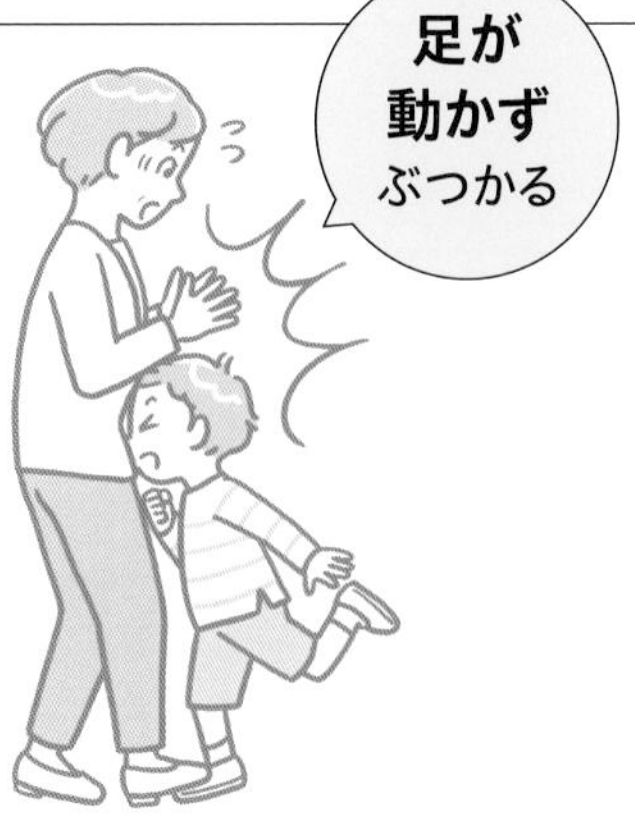
足が
動かず
ぶつかる

こう変わる！

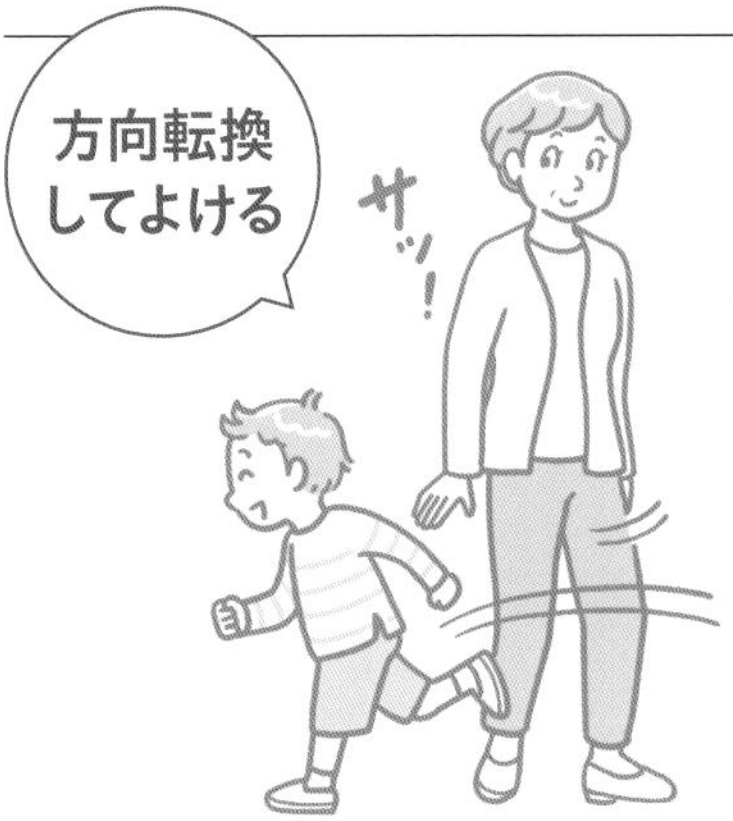
方向転換
してよける
サッ！

STEP 5

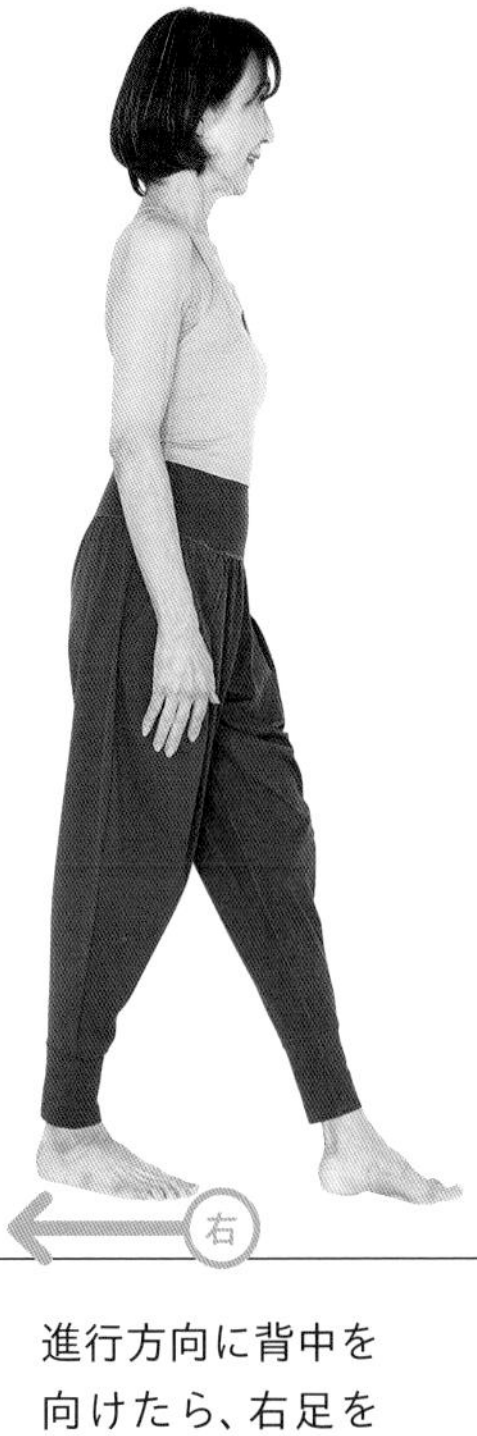
右

進行方向に背中を向けたら、右足を一歩後ろに引く。

STEP 6

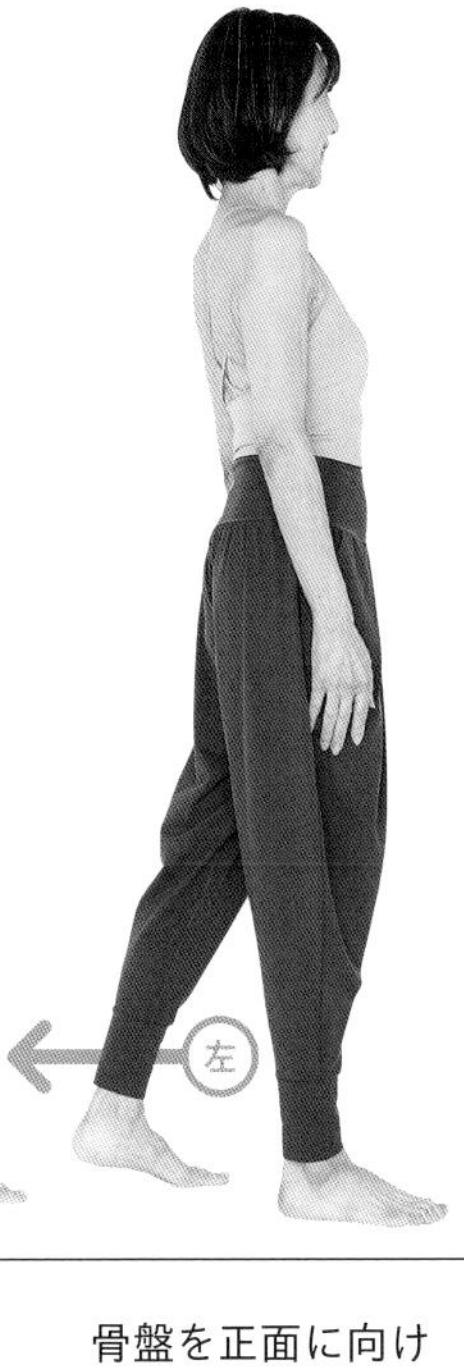
左

骨盤を正面に向けたまま左足を一歩後ろに引く。

STEP 7

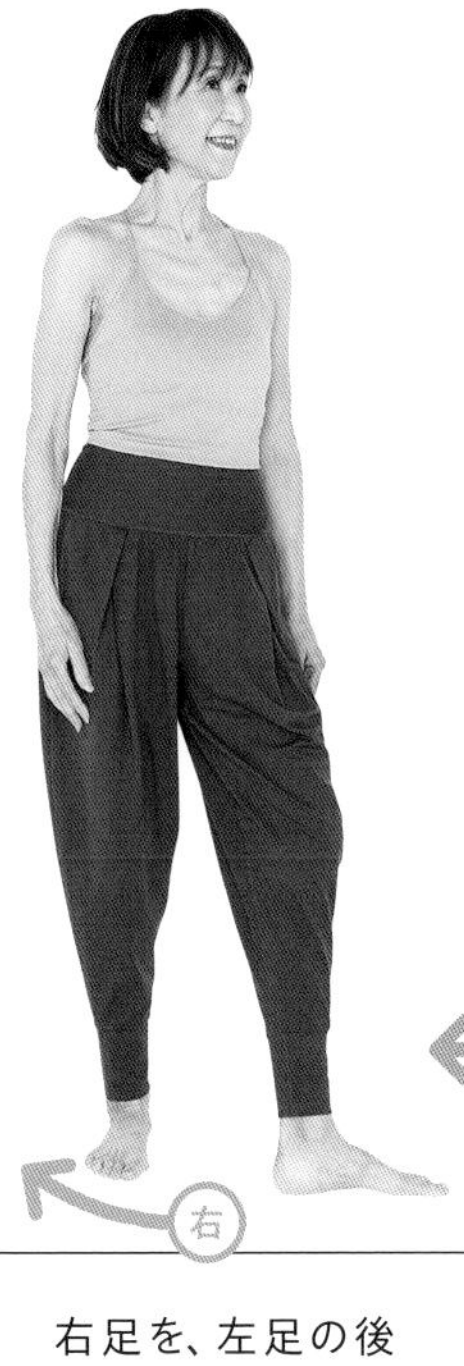
右

右足を、左足の後ろに回り込むようにして、内くるぶしを左足に向けて体重をのせる。

STEP 8

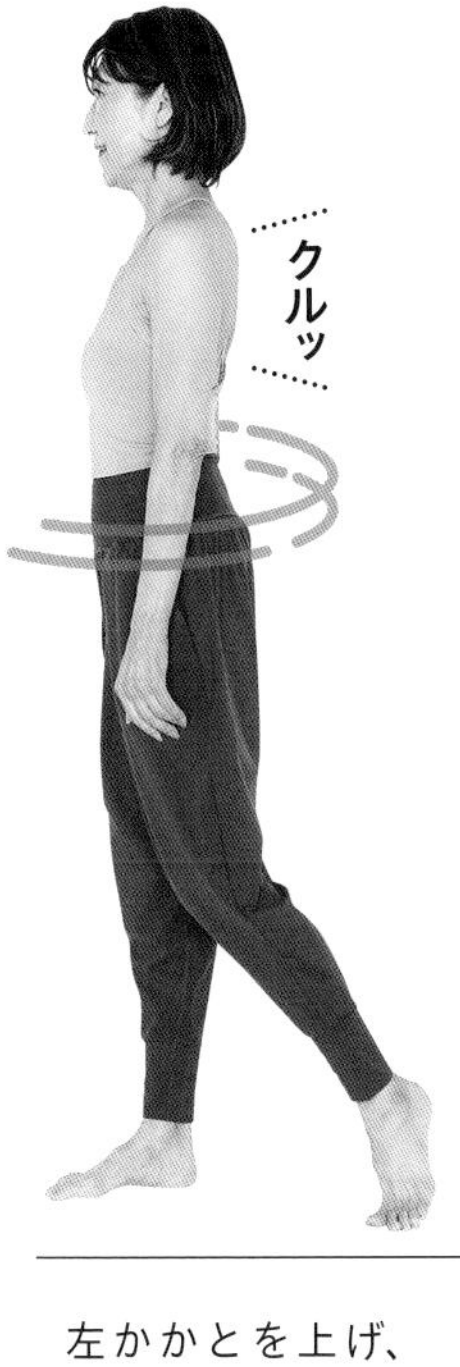
クルッ

左かかとを上げ、右方向に半回転する。足を左右入れ替えて、1～8を同様に行う。

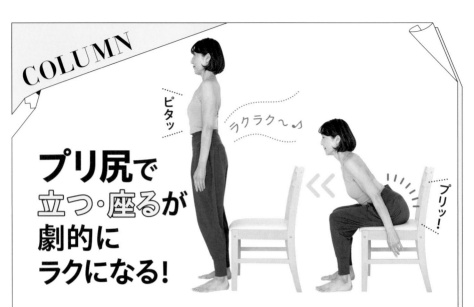

COLUMN

プリ尻で立つ・座るが劇的にラクになる！

ふだん椅子から立つときの姿勢を思い出してみてください。背中を丸めて立ち上がっていませんか？　座るときも、背中を丸めてドンと座っていませんか？　背中を丸めたままだと姿勢が不安定になります。そのため体に余計な力が入り、動くのがつらいばかりか、腰痛を招くことに。

ラクに立つ、座るポイントは、背中を伸ばし、お腹と脚の付け根を近づけて、お尻をプリッと後ろに突き出すこと。上半身と下半身をつなぐ蝶番のイメージで股関節を曲げ伸ばしすると、驚くほど快適になります。

こんな動作もラクラク！

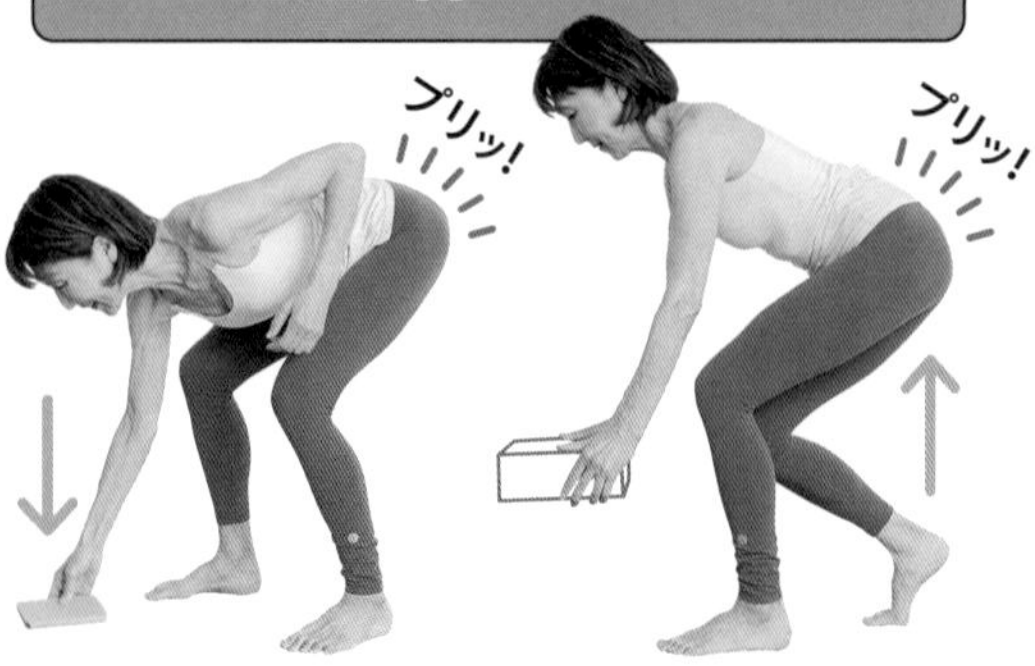

物を拾う

持ち上げる

腰を曲げる動作はプリ尻で行うのが鉄則！

床に落ちた物を拾う、物を持ち上げる、しゃがんで靴ひもを結ぶなど、上半身を倒して行う日常動作は、すべて背中を反らずに伸ばし、お腹と脚の付け根を近づける「プリ尻」のイメージで行うとラクになります。プリ尻になると腰の負担が少なくなるため、腰痛予防にも。

PART 3

疲れにくい体をつくる！

1分 筋膜ほぐし

ちょっと動いただけですぐ疲れる……。それは筋肉がしなやかに動けなくなっているからかもしれません。効率よく、手軽に筋肉の動きを取り戻す筋膜ほぐしを始めましょう。

ささいなことでヘトヘト……

中高年の疲れあるある

ミドル～シニア世代が家の中や外出先で疲れを感じやすいシーンをピックアップ。
ささいなことに疲れを感じるのは、筋肉からの要注意サインといえそうです。

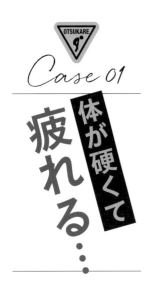

Case 01

体が硬くて疲れる……

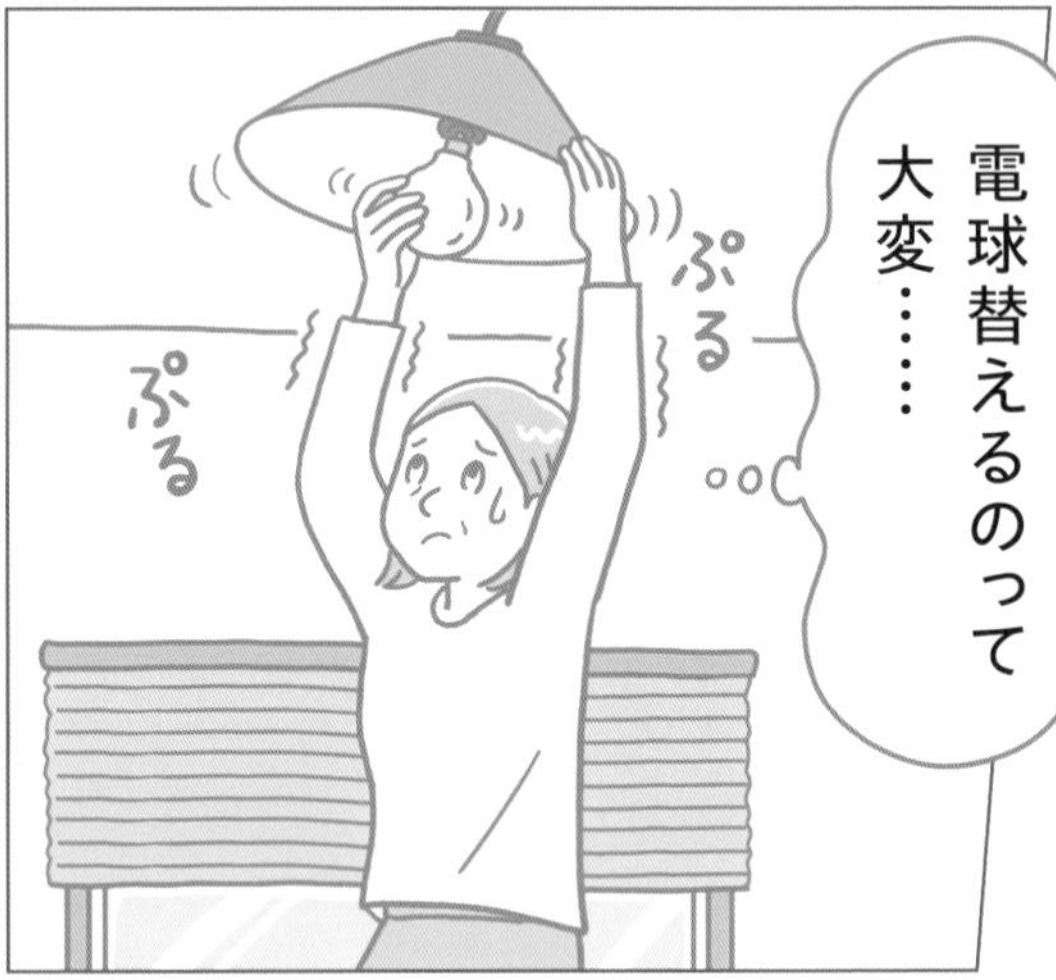
電球替えるのって大変……
ぷる
ぷる

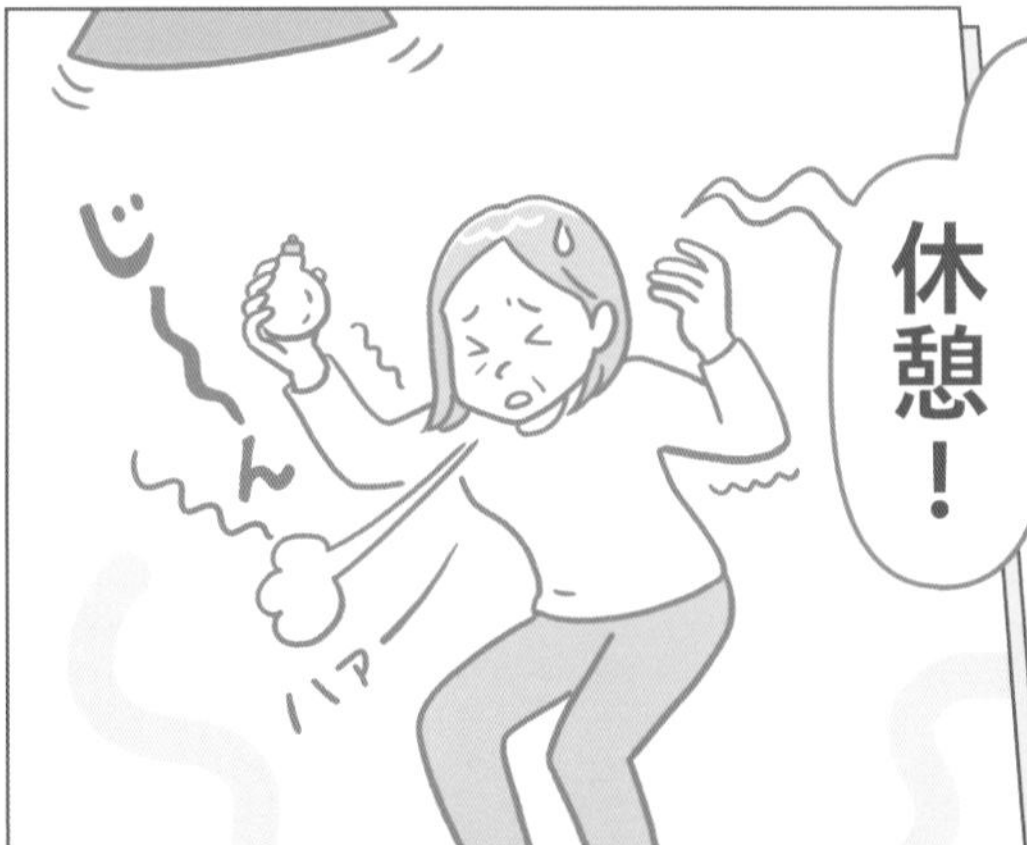
1回休憩！
じ〜〜ん
ハァー

電球の交換など、高いところに手を伸ばして作業をするとき。肩まわりの筋肉が硬いと、上に向かってスムーズに伸びない腕をムリに伸ばそうとするため、力んで疲れやすくなります。筋肉が硬いと血流が悪くなり、疲労回復にも時間がかかります。

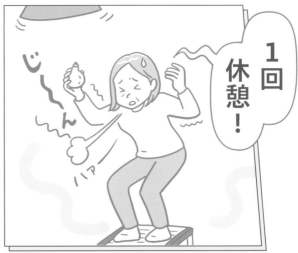

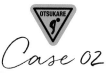

Case 02

コリが慢性化して疲れる…

デスクワークや家事など、長時間同じ姿勢を続けて筋肉を動かさないでいると血流が停滞。疲労物質がつくられて、コリを招きます。放置していると筋肉を包む筋膜の癒着も発生し、それによってさらに痛みが広がりがち。コリが慢性化して、疲労感が増します。

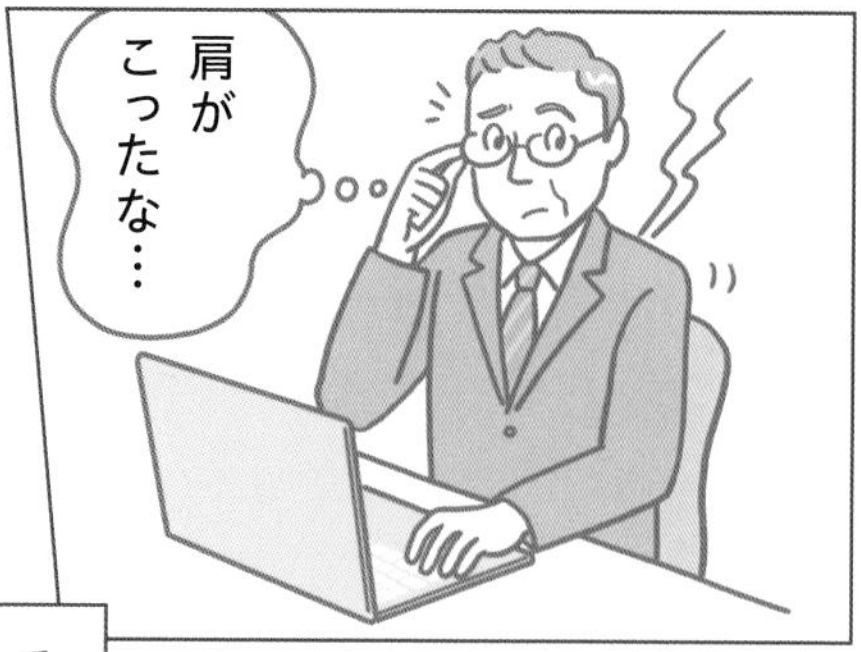
肩がこったな…

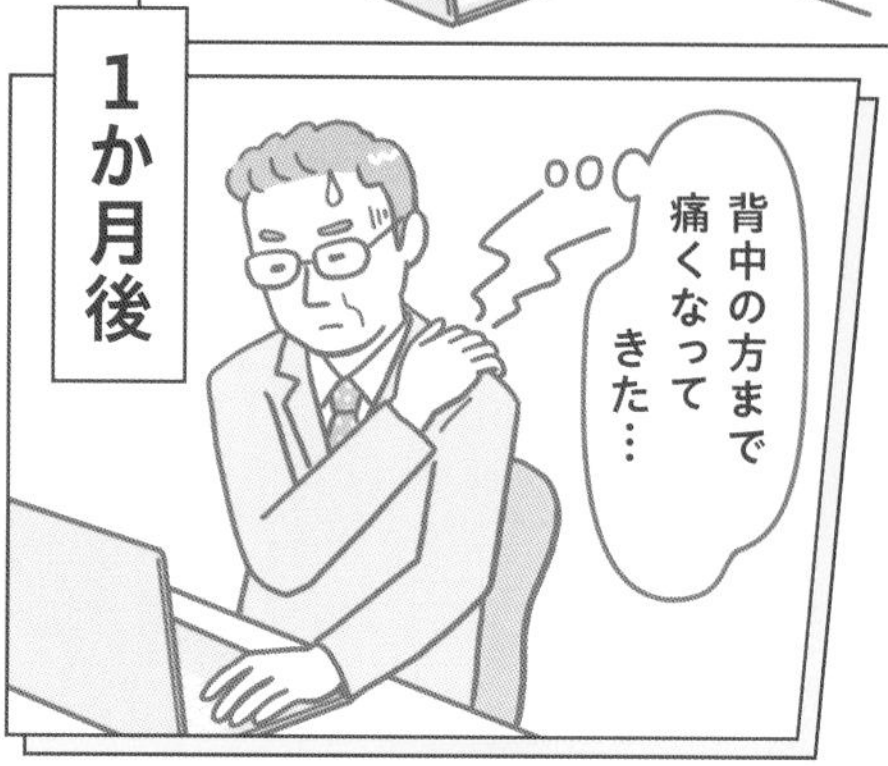
1か月後
背中の方まで痛くなってきた…

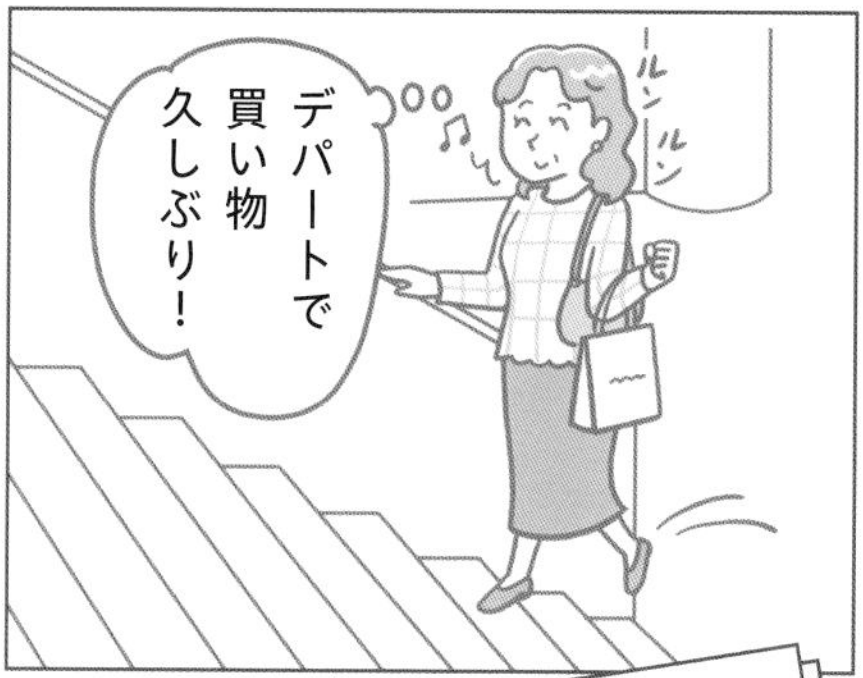
デパートで買い物久しぶり！
ルンルン

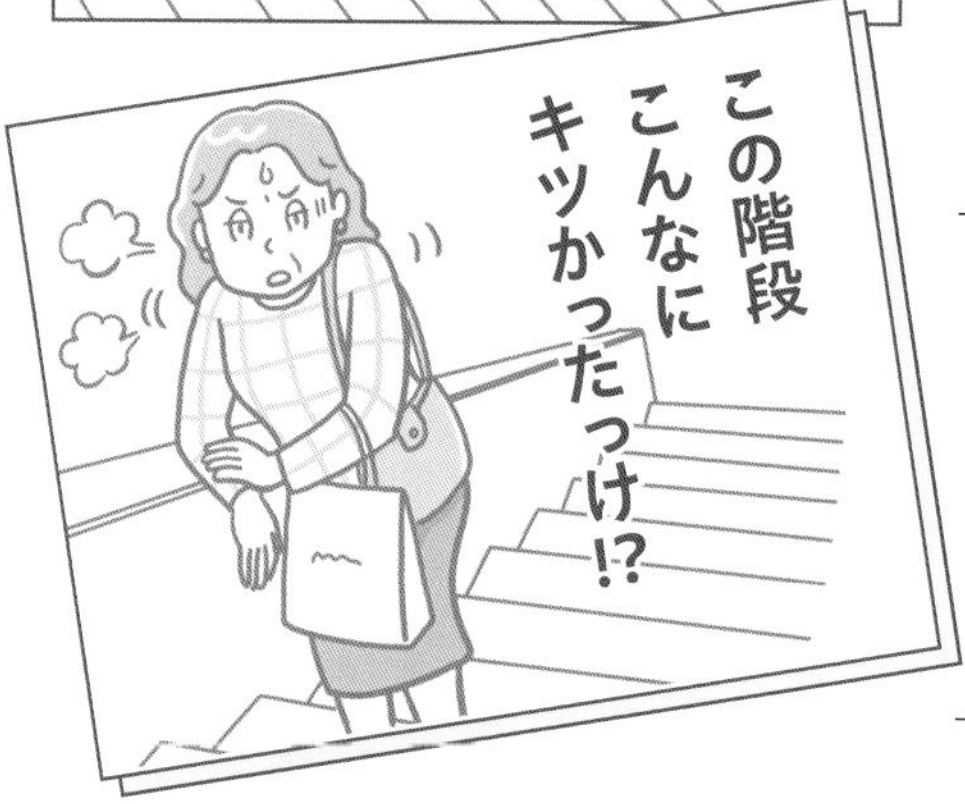
この階段こんなにキツかったっけ!?

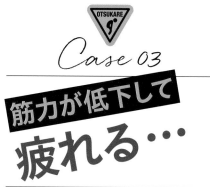

Case 03

筋力が低下して疲れる…

階段をのぼるのがキツくなったなど、以前に比べて運動で疲れを感じやすいのは筋力不足が原因のひとつ。筋肉量が減少すると、少なくなった筋肉で日常動作を行うことになり、筋肉への負荷が増大。そのため、疲れを感じやすくなります。

しなやかな筋肉になると のびのび動けて 疲れにくい！

パート1、パート2で関節を調節し、なめらかに動くようになったら、次にケアしたいのが筋肉です。ガチガチの関節からスムーズに動ける関節になると、立つ、座る、歩くなどの動作を快適に行うための、正しいフォームをとることができるようになります。そして、その正しいフォームを維持して体を動かすのが、筋肉です。

筋肉は、骨と骨とをつなぐ関節をまたぐように位置しています。そのため、筋肉がしなやかに動ける状態だと、関節を必要に応じて大きく動かしたり、小さく動かしたりと、思い通りにコントロールできるようになります。その結果、動作が安定。ちょうどよい力や大きさで動くことができるため、ムダな動きが少なくなり、疲れにくくなります。

また、筋肉がスムーズに伸び縮みできると、筋肉内の血流がよくなります。すると、血流にのって酸素や栄養素が細胞のすみずみまで送られ、同時に細胞から疲労物質を回収できるため、疲れを感じにくくなります。反対に、筋肉が硬いと、血管が圧迫されて血流が停滞。筋肉内に疲労物質が留まり、コリが悪化して、疲労感や痛みが強くなる悪循環に陥ります。

何歳になっても疲れにくい体を目指すには、動ける関節と共に、筋肉の質を良い状態に保っておくことが大切になります。

動ける関節が

体を正しいフォームにセット

パート１・２で関節をケアし、本来動く方向になめらかに動くことができる“動ける関節”を手に入れると、体を目的の動作を行うための、正しいフォームにセットできる。

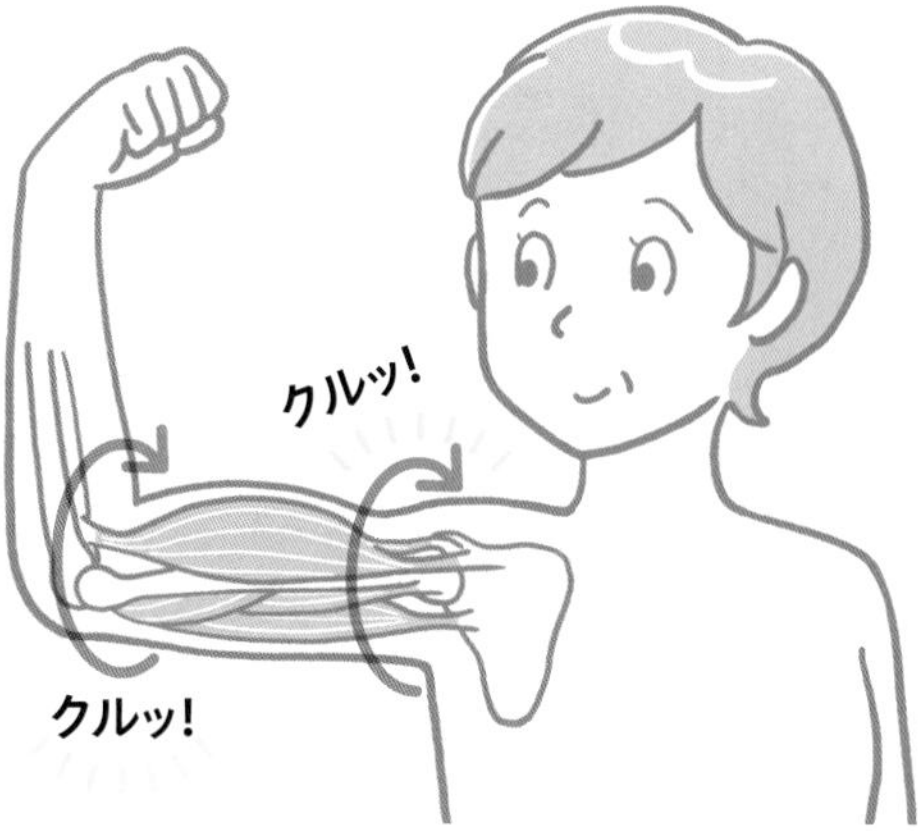

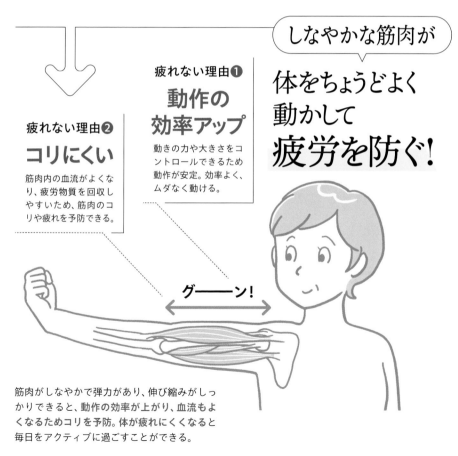

しなやかな筋肉が

体をちょうどよく動かして疲労を防ぐ!

疲れない理由❶

動作の効率アップ

動きの力や大きさをコントロールできるため動作が安定。効率よく、ムダなく動ける。

疲れない理由❷

コリにくい

筋肉内の血流がよくなり、疲労物質を回収しやすいため、筋肉のコリや疲れを予防できる。

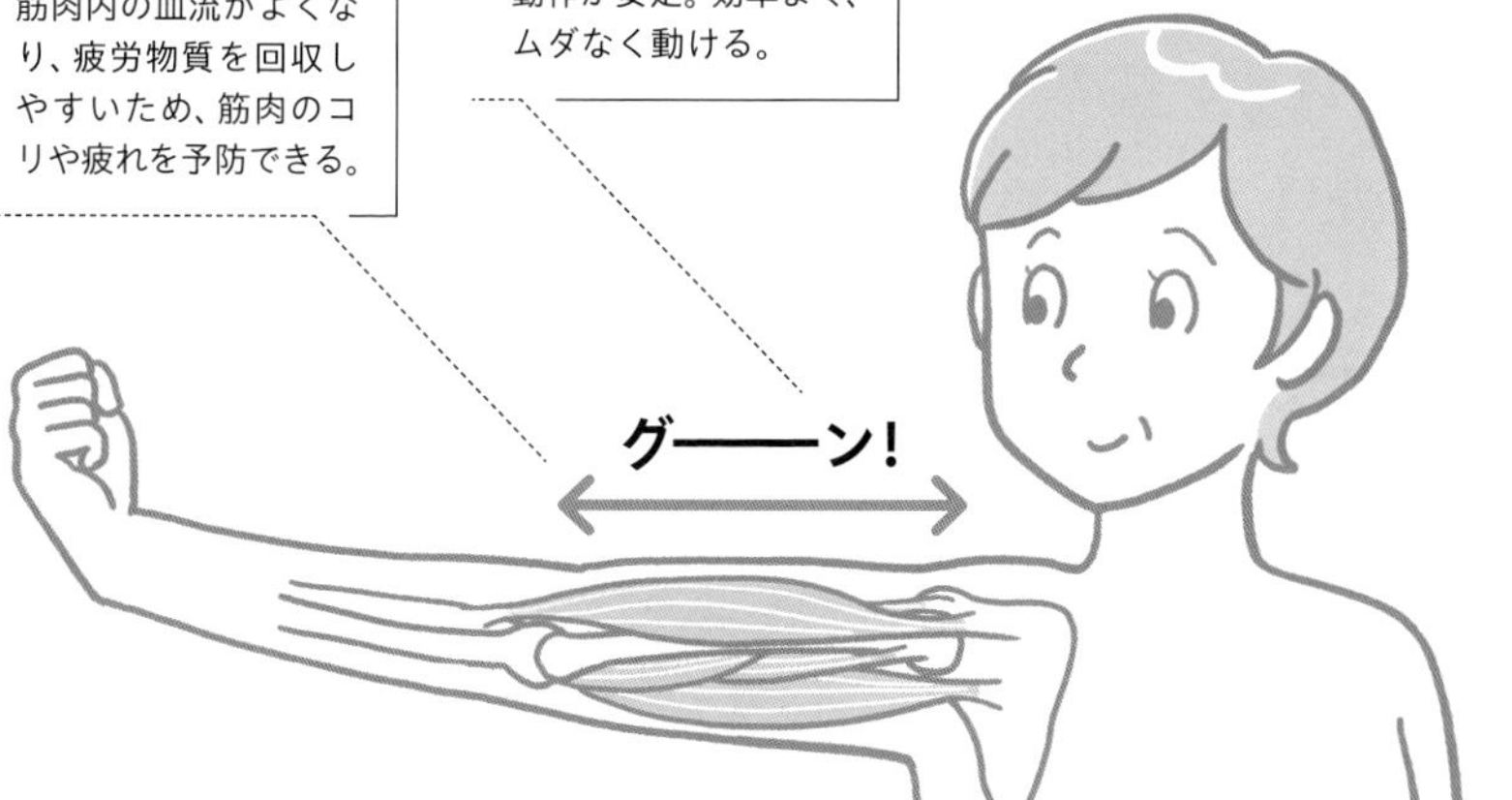

筋肉がしなやかで弾力があり、伸び縮みがしっかりできると、動作の効率が上がり、血流もよくなるためコリを予防。体が疲れにくくなると毎日をアクティブに過ごすことができる。

まず筋膜をほぐすことがしなやかな筋肉になる近道！

質が良く、しなやかに動く筋肉にするためにまず行いたいのが、「筋膜」をほぐすことです。

筋膜とは、全身の筋肉を何層にも覆っている、ネットのような組織。みかんがネットに覆われて売られていることがありますが、中のみかんが筋肉、まわりのネットが筋膜のようなイメージです。

筋膜は繊維でできていて、その繊維上を体液が流れ、筋膜のうるおいが保たれています。

人間の体は、年齢と共に水分が減少する傾向がありますが、それは筋膜にも言えること。年齢を重ねるにつれ、筋膜の水分量が減り、筋膜が癒着しやすくなります。ネットの網目が、あちこちでくっつき合っている状態です。また、運動不足も癒着を引き起こします。

筋膜が癒着すると、その内側にある筋肉の動きが阻害され、伸び縮みしにくくなってしまいます。そのため、筋肉をしなやかに動ける状態にするには、まずは筋膜をほぐして、癒着をとることが大事。

筋膜のほぐし方は、とても簡単です。全身の筋膜は線路のようにいくつかのラインでつながっており、それぞれのラインのポイントを、伸ばしたり、揺らしたりして、やさしく刺激するだけ。その刺激によって、筋膜の水分のめぐりが促され、うるおいが戻り、癒着がほぐれていきます。

筋トレと違い、日常生活で何かをしながらでも行えます。ぜひ、習慣にし、筋肉をしなやかに動く状態に整えましょう。

筋膜ほぐし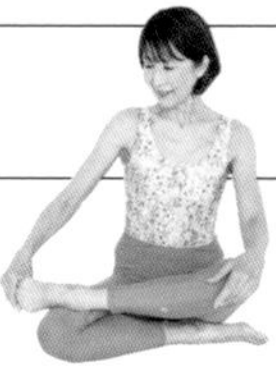を行う

筋膜に癒着がないと中の筋肉がしなやかに動く！

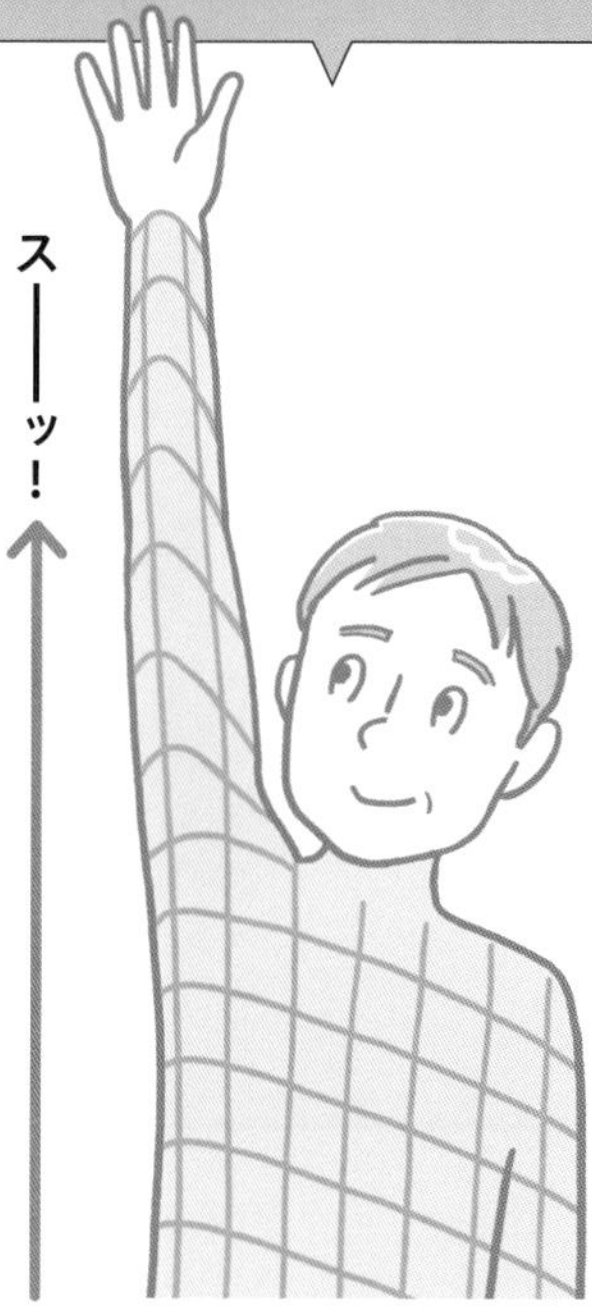

筋膜の癒着がほぐれ、筋膜の動きがよくなると、筋膜に覆われる筋肉の動きもよくなり、柔軟性がアップ。筋肉がしなやかに動くようになることで動作が安定し、疲れにくくなる。

筋膜に癒着があると中の筋肉が動きづらい

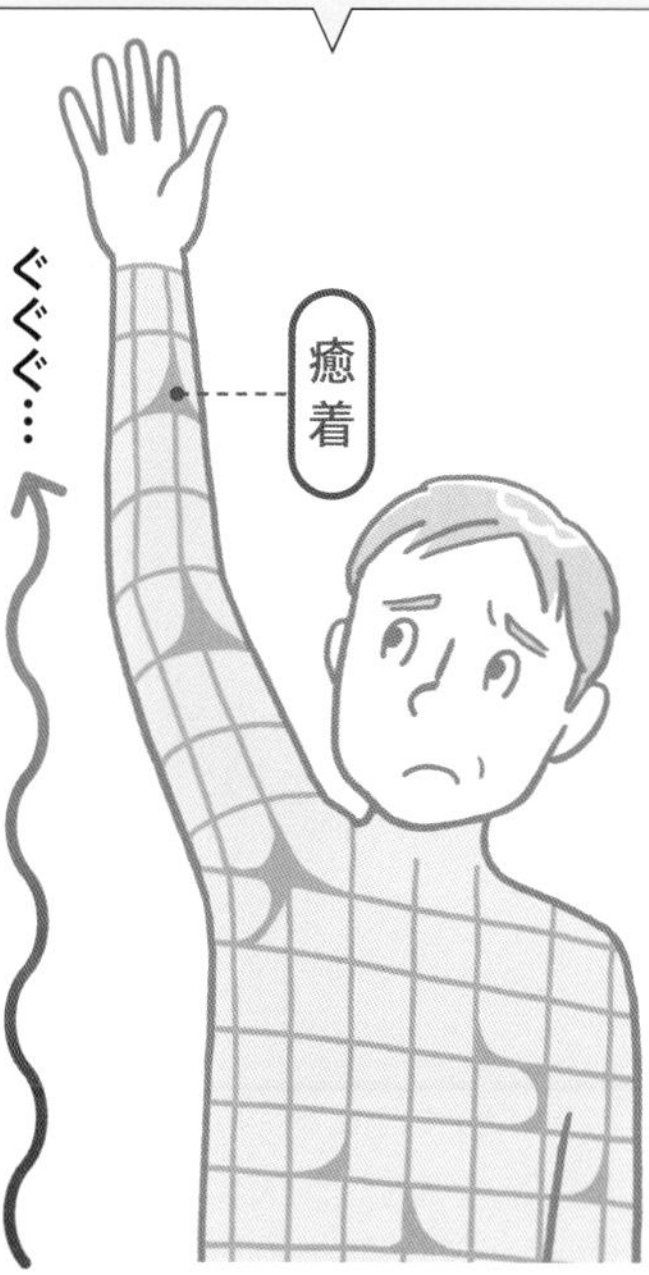

年齢を重ね、筋膜のうるおいが不足することや運動不足で筋膜が癒着。すると、**筋膜に覆われている筋肉の柔軟性が低下し、伸び縮みが十分にできなくなり、体を動かしにくくなる**。

若返り筋が動き出す！ 1分筋膜ほぐし

筋肉の動きをよくするために、まずは筋肉を覆う筋膜の癒着をほぐしましょう。それぞれを1分間じっくり行っていきます。

OTSUKARE

スッと背すじが伸びる

床押しユラユラ

胸から肩・腕・手の親指までつながる筋膜をほぐす「床押しユラユラ」。この筋膜の癒着がとれることで胸の筋肉の動きがよくなり、猫背や巻き肩を改善。胸が開いて背すじが伸び、姿勢がよくなります。手指の関節に痛みがあるときは行わないようにしましょう。

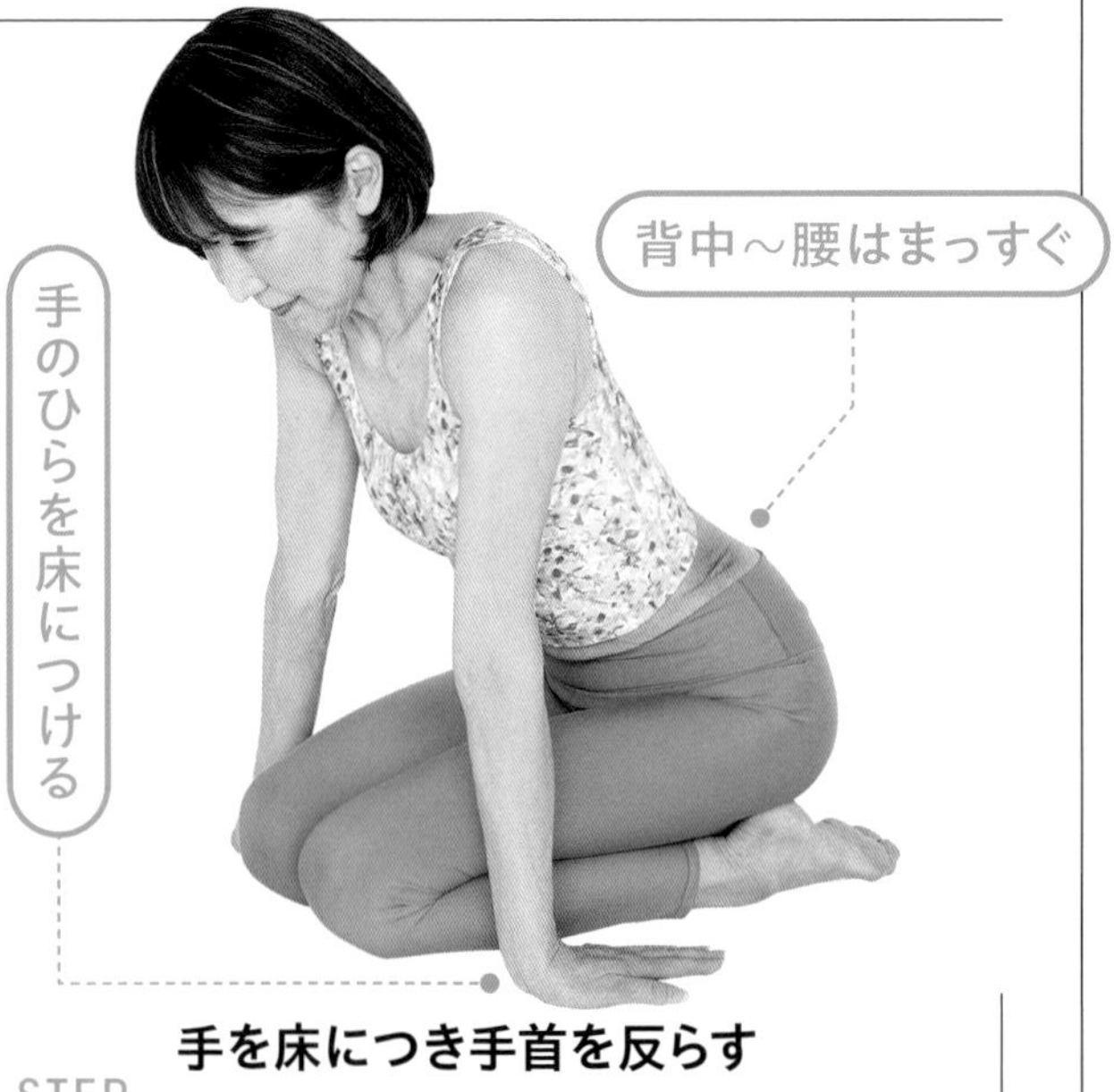

STEP 1 手を床につき手首を反らす

正座、または両ひざを立てて座る。両手の指先を体の後ろ側に向け、手のひらを床につき、両手に体重をのせて手首を反らす。手首の角度が90度以下に反りすぎないように注意。立って机に手を乗せて行ってもよい。

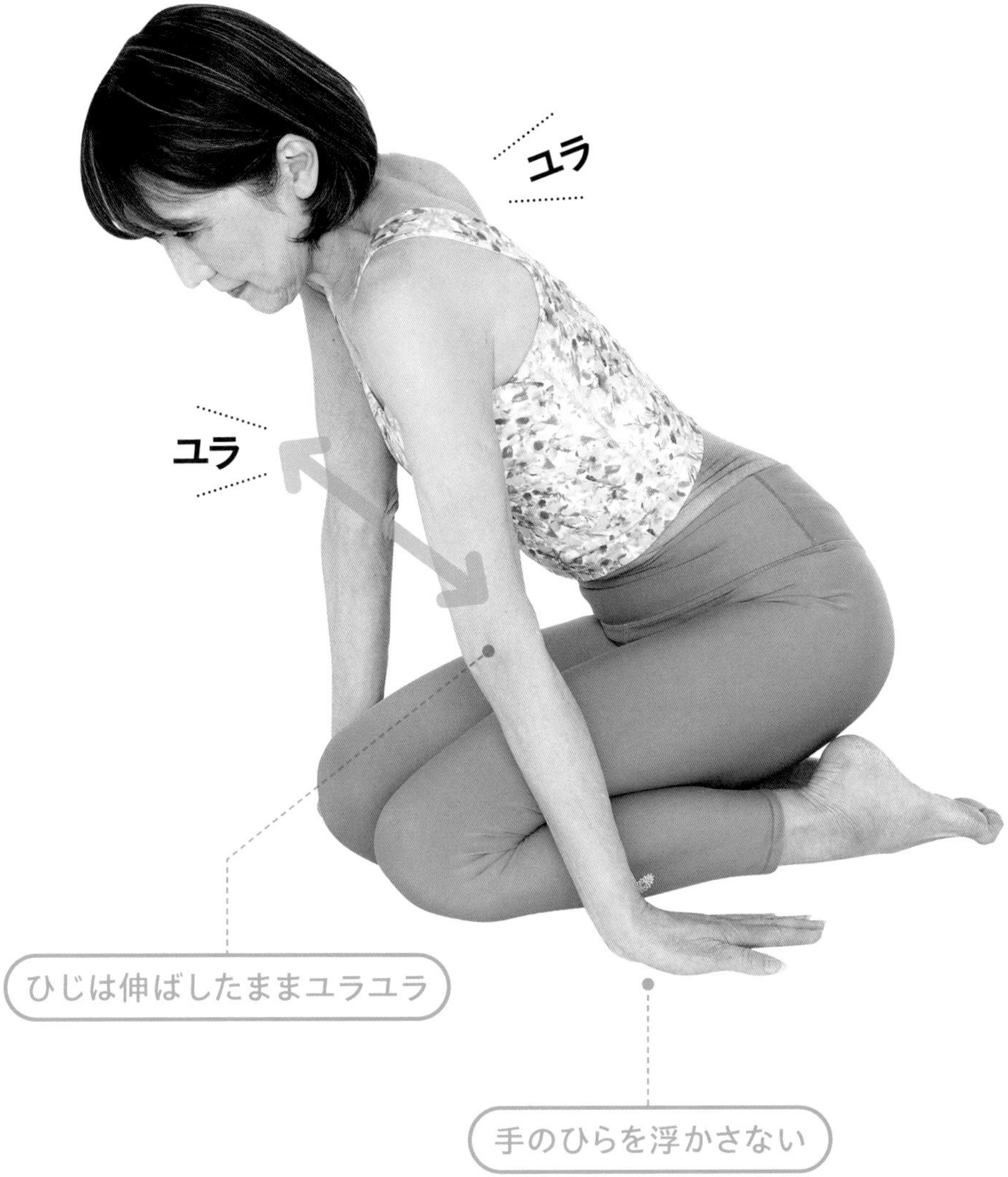
ユラ
ユラ
ひじは伸ばしたままユラユラ
手のひらを浮かさない

TIME

1分

STEP 2

揺れながら拇《ぼ》指《し》球《きゅう》を刺激

両手のひらを床につけたまま、上半身を左右に揺らし、左右の手の拇指球（手のひらの親指の付け根の下のふくらんだ部分）を刺激する。これを1分間くり返し行う。

OTSUKARE 肩が軽く上がる

手首伸ばし

手首を伸ばし、肩･肩甲骨･背骨を結ぶ筋膜をほぐします。
肩まわりの筋肉の動きがよくなり、肩の可動域がUP。肩が軽く上がるようになります。

STEP 1

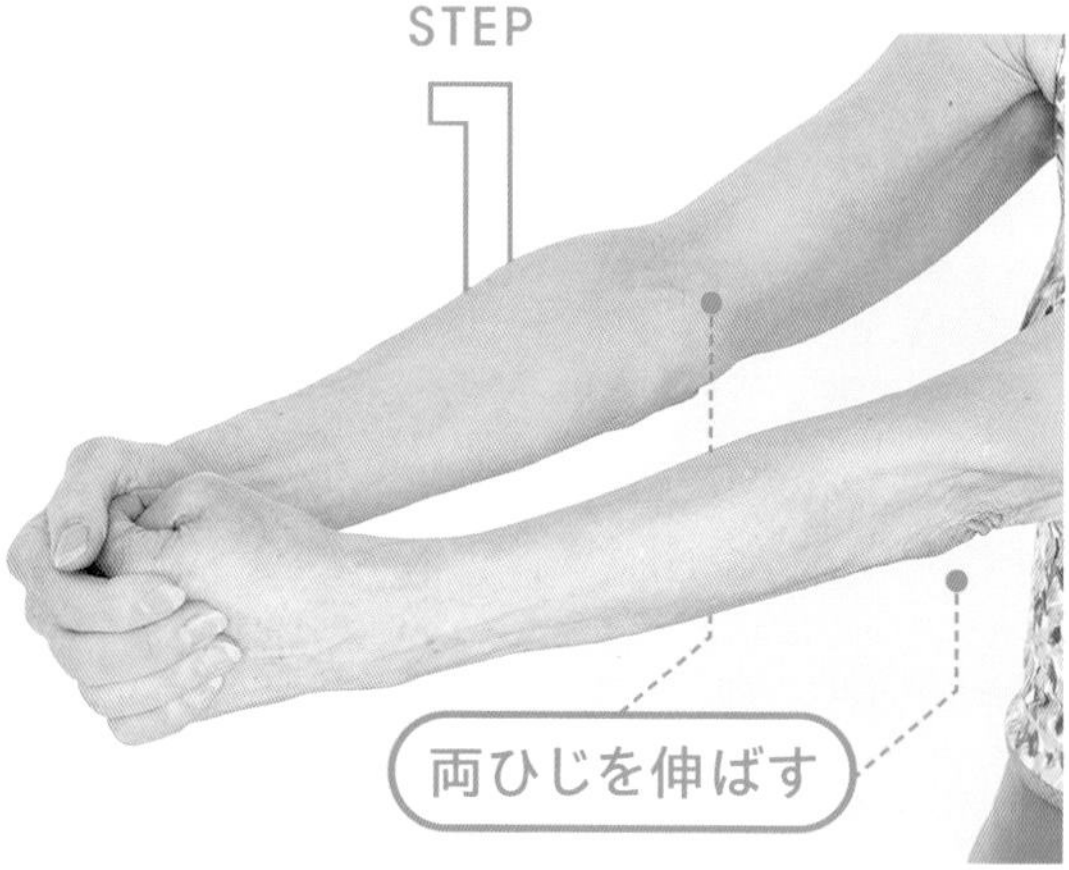

左手のこぶしを右手でつかむ

背すじを伸ばし、両腕を体の前へ伸ばす。左手の親指を内側に入れてこぶしを握り、右手で、左手の甲を包むようにつかむ。

STEP 2

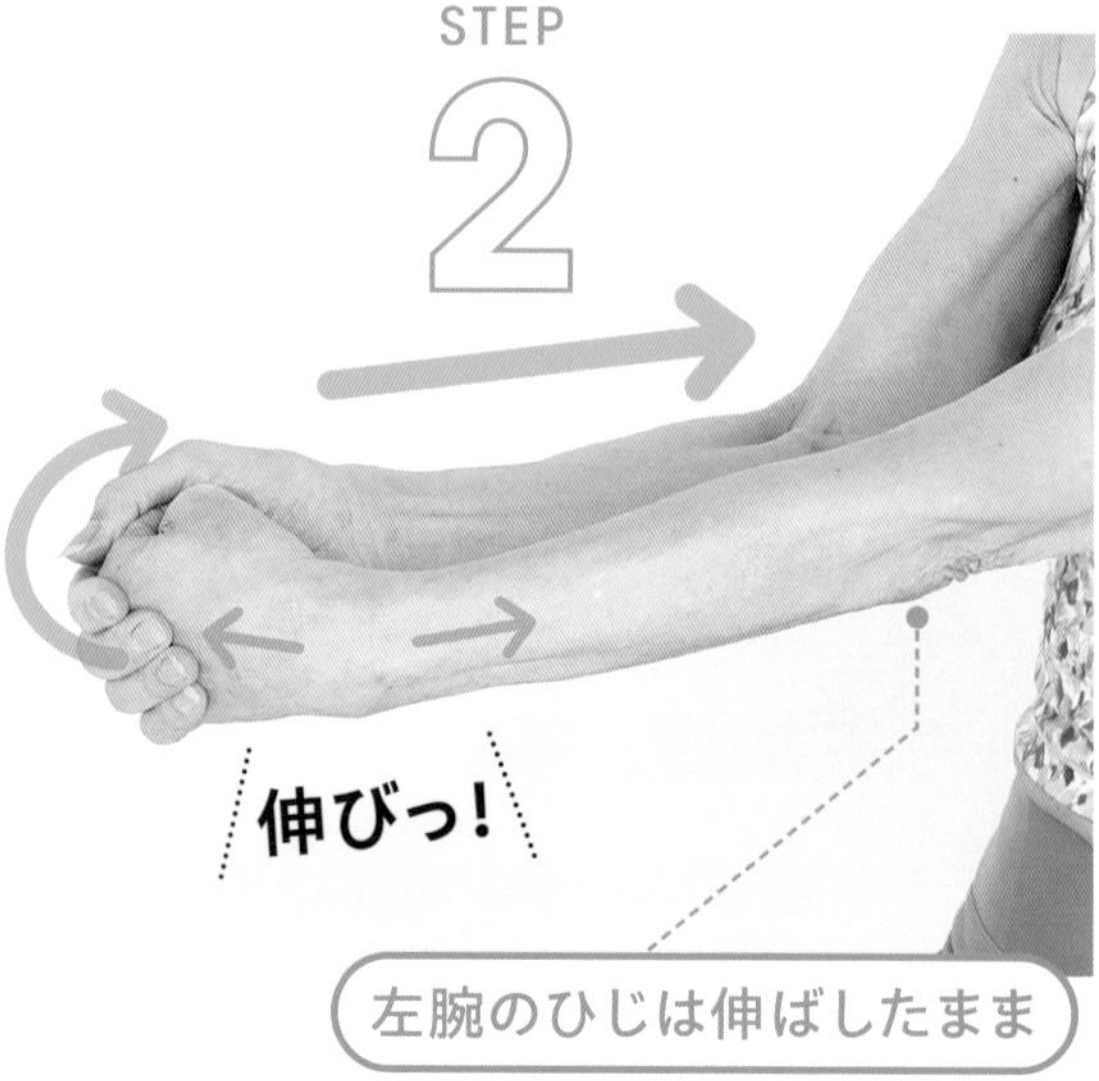

右手を引いて左手首を伸ばす

右ひじを曲げながら、右手で左手の甲を手前に引き寄せる。同時に、左手首をグーッと前へ押し出して1分キープ。反対側も同様に。

TIME 左右各1分

体幹を安定させる

わき腹もみ

わき腹をもみ、そことつながるお尻の筋膜をほぐしていきます。
お尻がほぐれることで腰から背中がスッと伸び、体幹が安定しやすくなります。

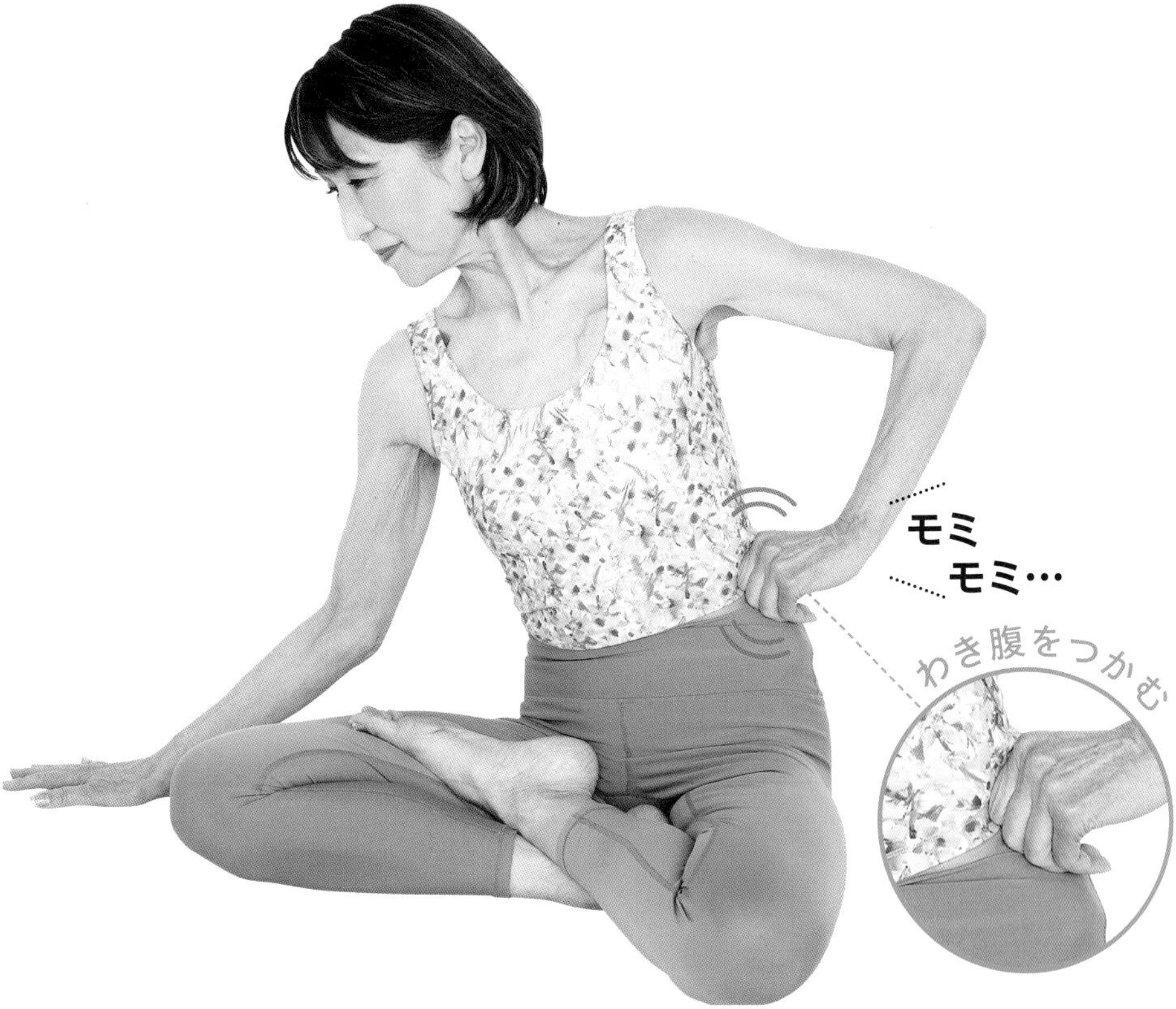

TIME

左右各1分

わき腹を軽くつかんでもむ

あぐらなど座りやすい姿勢で座り、上半身をやや右側に傾け、右手を床に。左側の肋骨の下から腰骨の上まで、左手の親指と人差し指でわき腹を軽くつかみ、指を少しずつずらして往復しながら1分もむ。反対側も同様に。

スタスタ歩ける

頭頂部もみ

頭頂部をもみほぐすことで、頭頂とつながりのある、もも裏の筋膜を刺激。
もも裏の筋肉の硬さがとれて歩幅が広くなり、スタスタ歩きやすくなります。

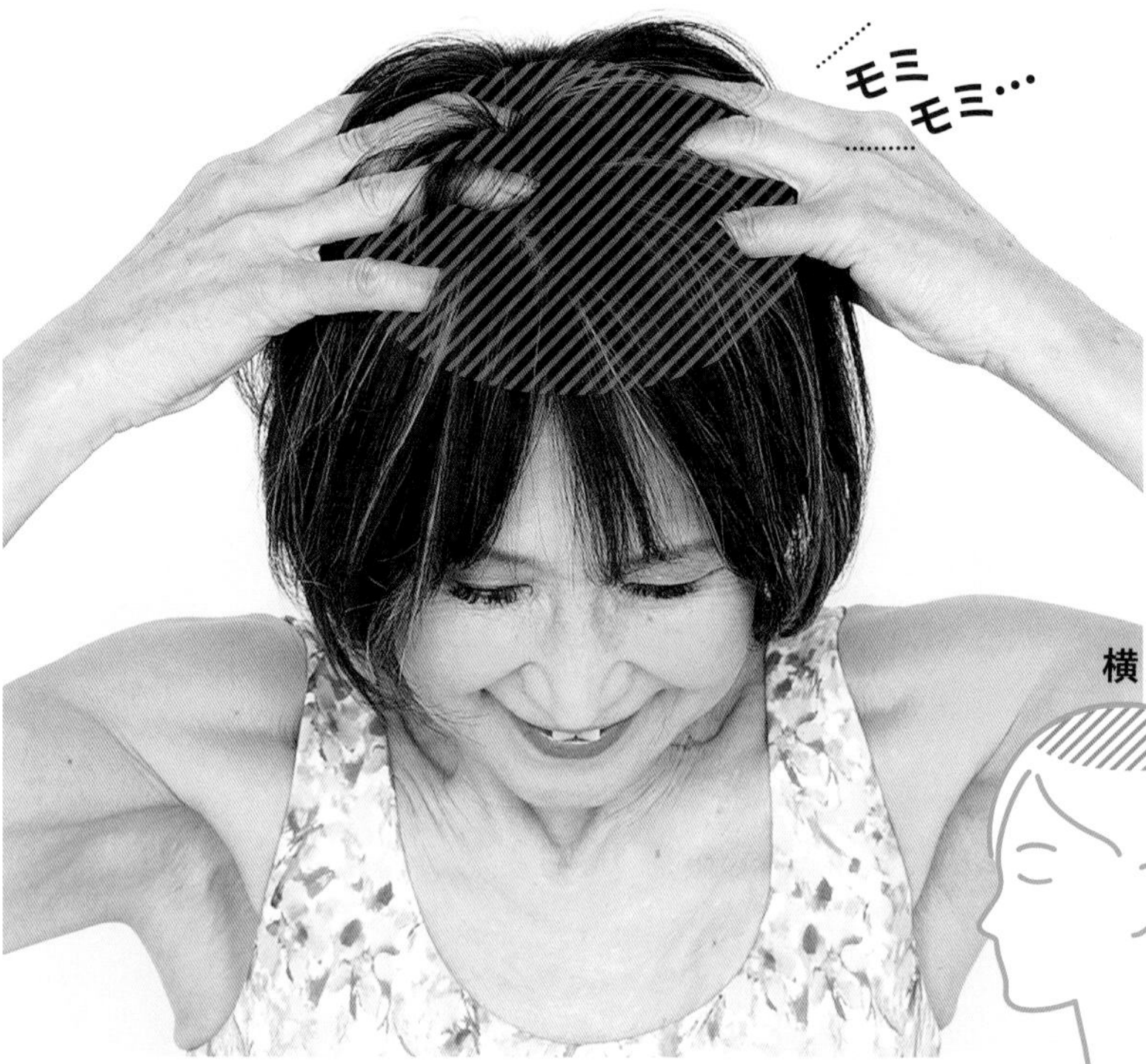

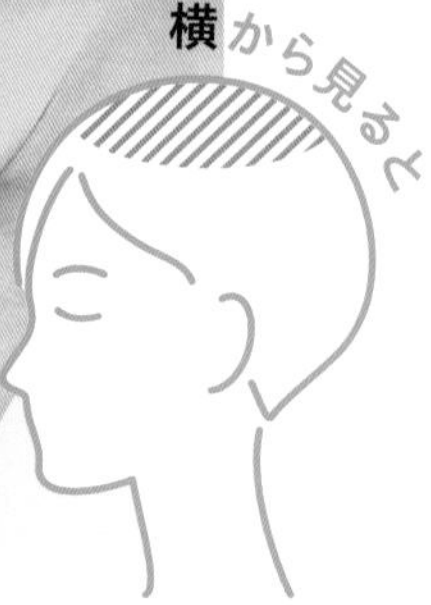

TIME

1分

頭頂部をまんべんなくほぐす

背すじを伸ばし、頭頂の中心から直径10cm程度の範囲を目安に、両手の指の腹でやや強めに、1分ほど頭皮をまんべんなくもみほぐす。安定しやすい姿勢であれば立って行っても、座って行ってもOK。

OTSUKARE 9

体をラクにねじる

後頭部もみ

後頭部の骨の下を、気持ちよくもんでいきましょう。背骨まわりなど、
体をねじる動作に関わる筋肉の動きがよくなり、身のこなしが軽やかに。

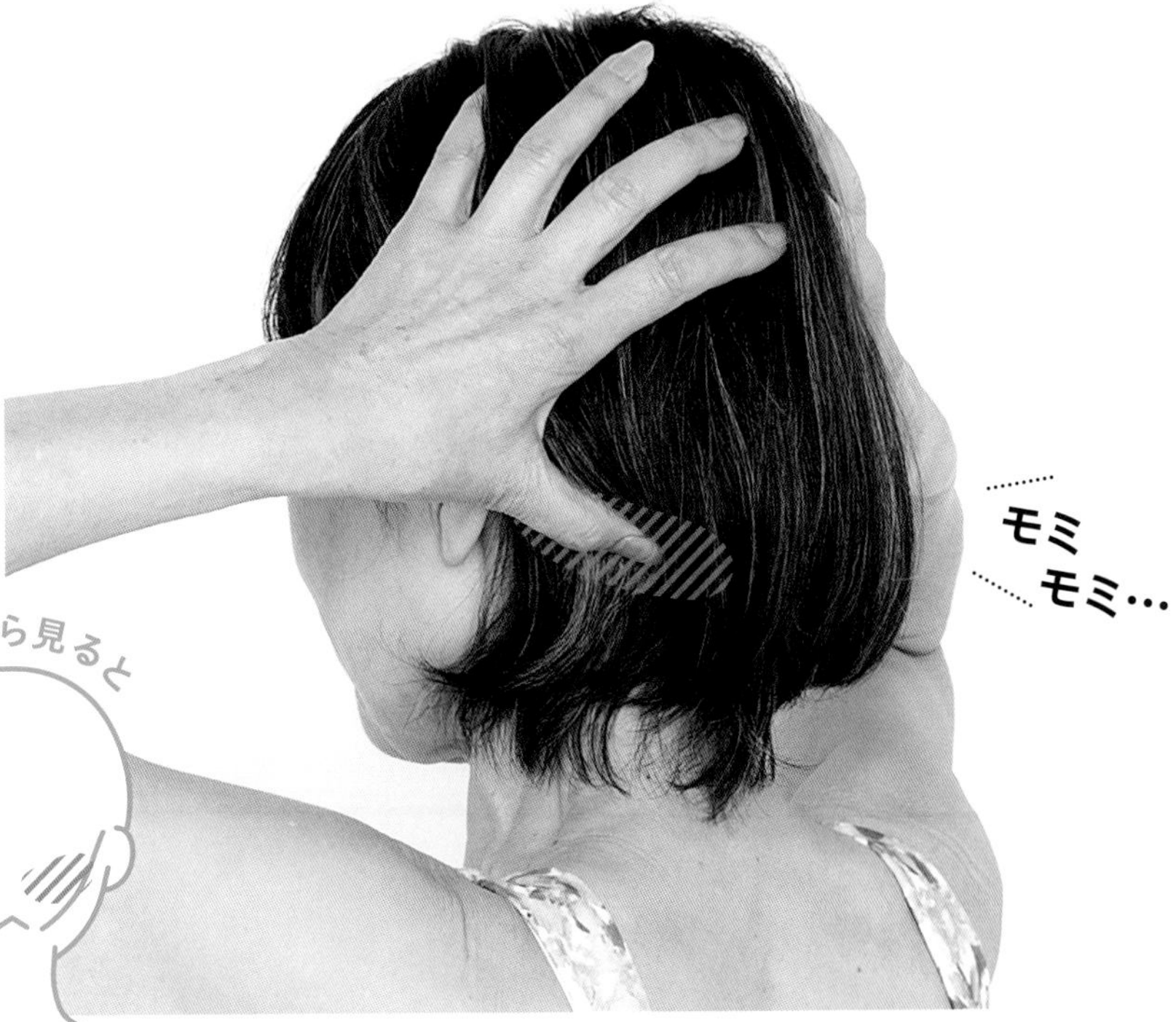

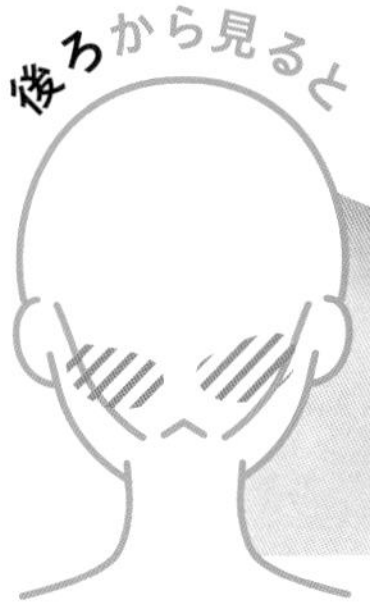

TIME

1分

後頭部の骨の下をもみほぐす

顔を正面に向け、両手の親指を、耳の後ろの後頭部の出っ張った骨の下に当てる。親指を押し込むようにしてもみほぐす。そこから骨に沿って指をずらしながら、1分ほどまんべんなくもむ。

OTSUKARE 9

階段を軽々とのぼる

足首ワイパー

足の甲を伸ばして、脚の前面の筋膜ほぐし。硬くなりがちな前ももの筋肉の弾力が回復します。太ももを上げやすくなり、階段をラクラクのぼれるように。

STEP 1

指をおおうように包む

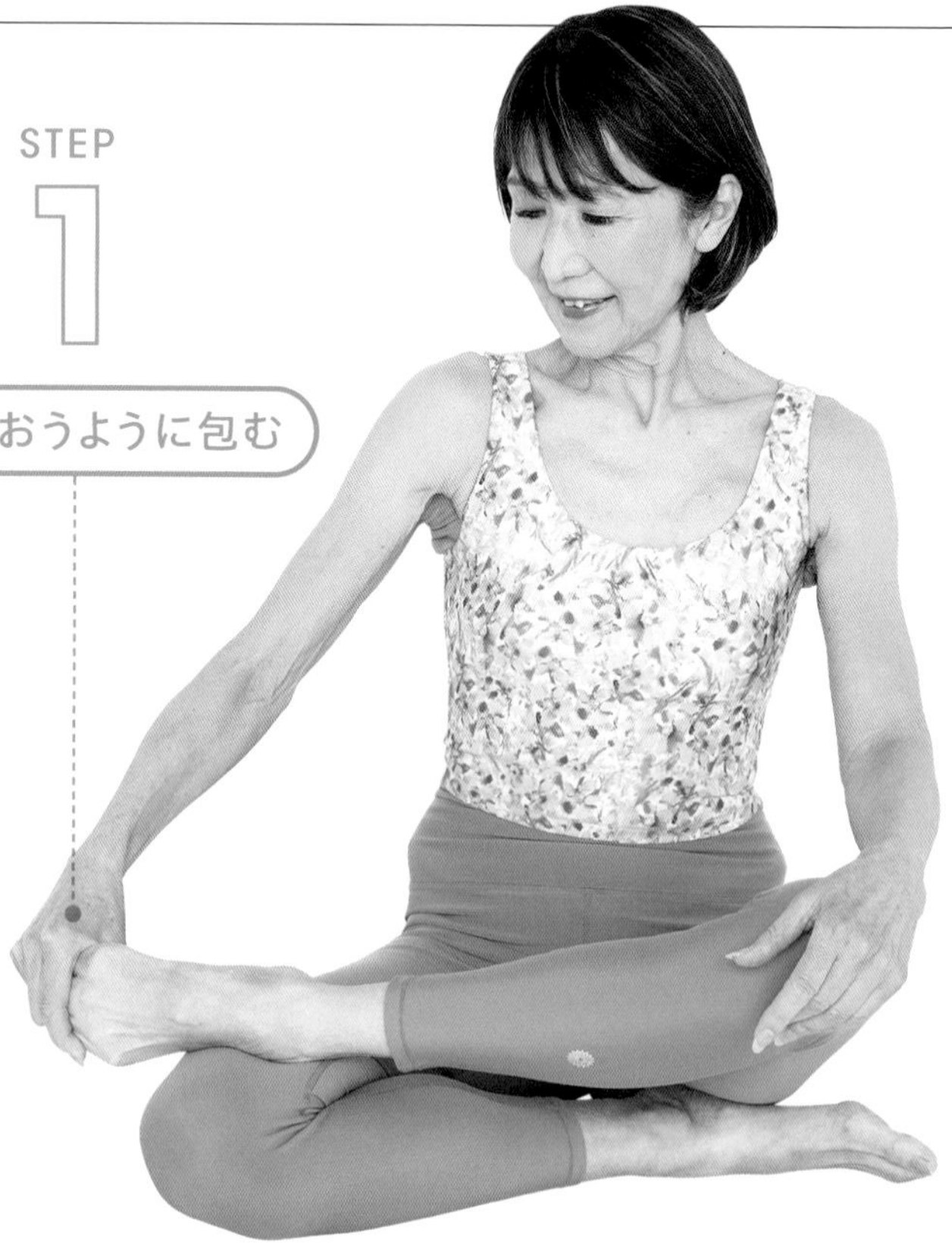

TIME

30秒

足の甲を伸ばし、足指を引き寄せる

あぐらになり、左足を右ひざの上にのせる。いすに座って行ってもよい。足首〜足の甲をまっすぐ伸ばし、右手で左足の指をつかみ、体のほうへ引き寄せて30秒キープ。

STEP
2

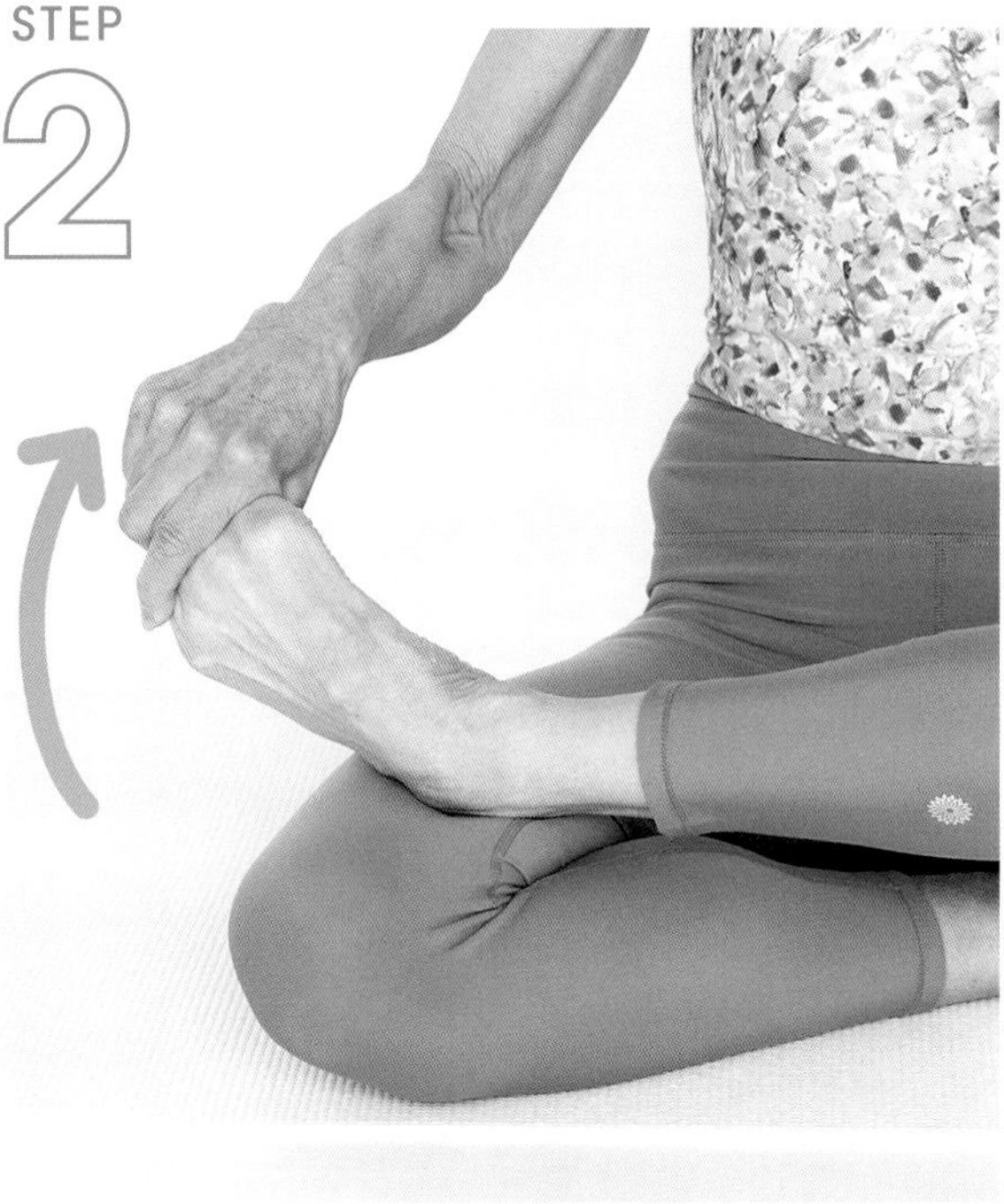

足の甲を伸ばしたまま足指を上げる

足首が内や外に向かないように、足首～足の甲をまっすぐ伸ばしたまま、左足指を天井側にグーッと上げて15秒キープ。

TIME 15秒

STEP
3

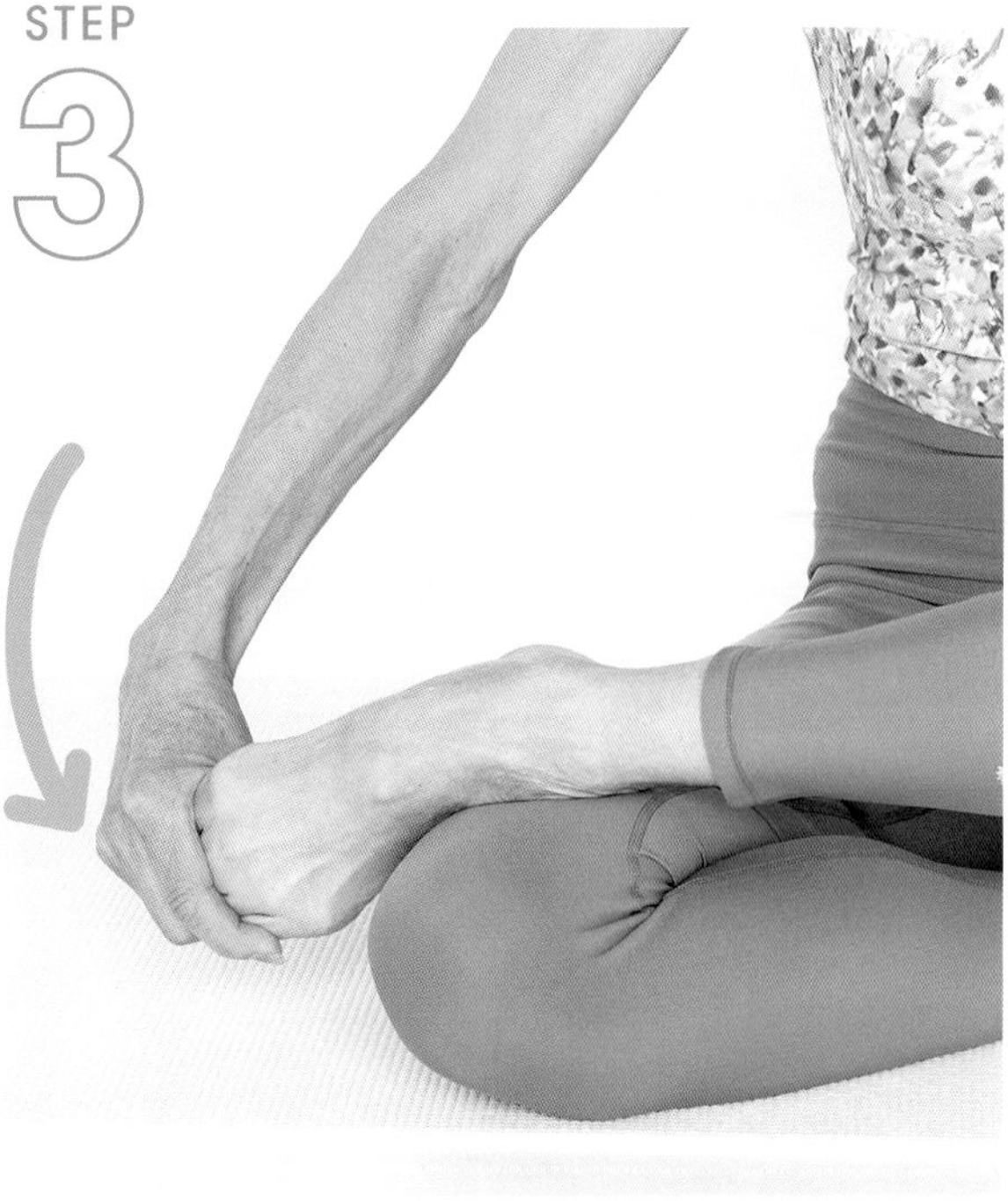

足の甲を伸ばしたまま足指を下げる

左足指を床側へ引き下げて15秒キープ。足首～足の甲をまっすぐ伸ばし、お尻が床に落ちないように腰を立てる。1～3を逆足も同様に行う。

TIME 15秒

筋膜ほぐしに加えると
もっと筋肉がしなやかに強くなる

だいじな筋肉
まとめて動かし体操

筋膜ほぐしの後に行いたいのが、日常生活に必要な筋力をつける体操。筋膜の癒着がほぐれた後の筋肉は、伸び縮みしやすく、しっかり動くことができるため、効率よく筋肉を強化できます。短時間で手軽に行えるように、ひとつの動作で主要な筋肉をまとめて動かせる体操をご紹介。たった４種類で、全身の筋力を向上させることができます。筋力を強化すると動作がより安定してラクになるため、さらに疲れにくい体に！

お腹まわりの筋肉をまとめて動かす

ひざポン

ひざを曲げて脚を上げ、吐く息でお腹をへこませながら腹筋を鍛えましょう。
片脚立ちになることで、お尻の奥の筋肉も強化でき、歩く姿勢が安定します。

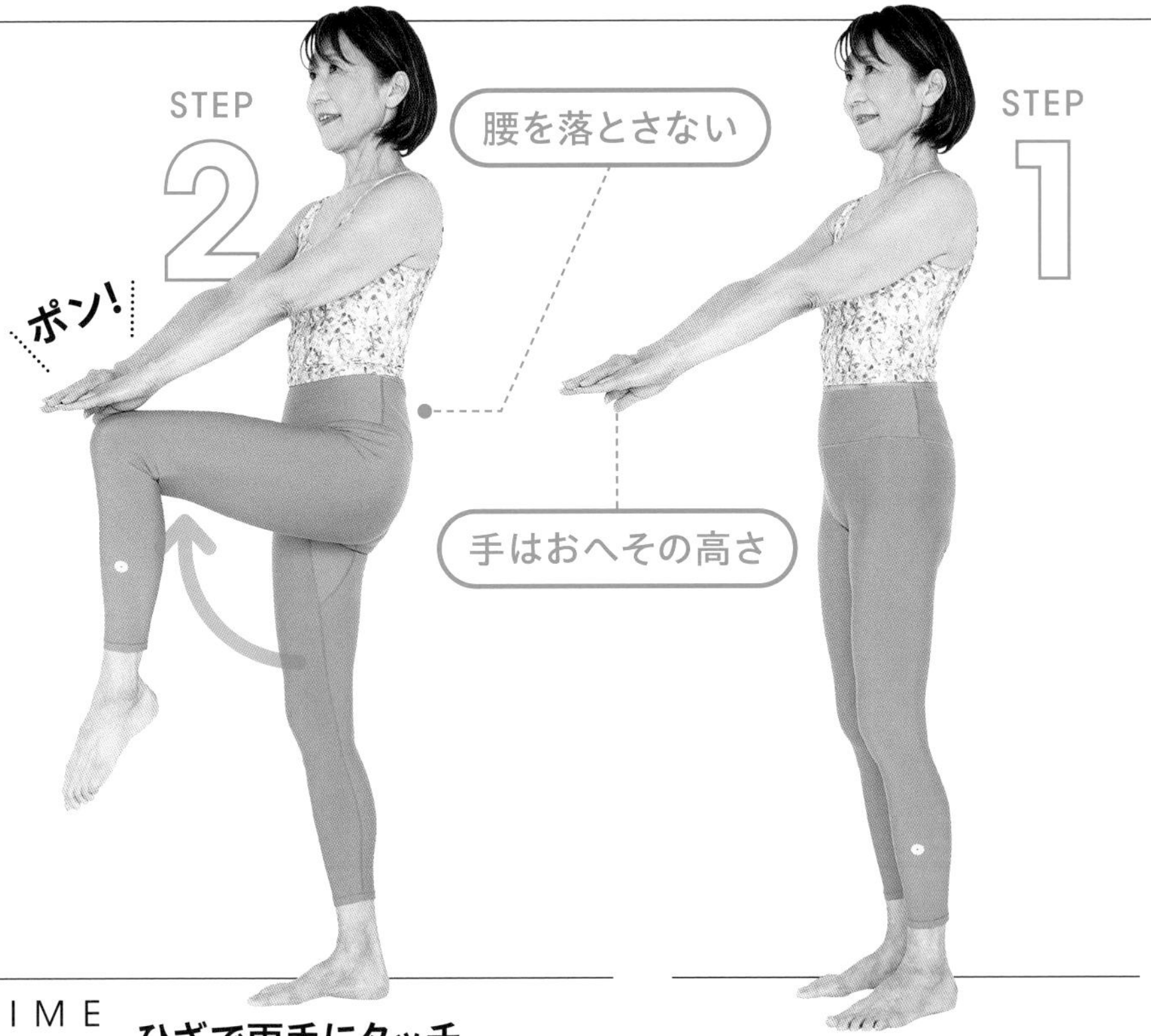

両手を体の前に出す

両脚を腰幅よりもやや狭めに開き、背すじを伸ばしてまっすぐ立つ。両手をそろえて、おへその高さに上げる(ここまでひざを上げるのがキツい場合は両手を股関節の高さに)。

TIME

左右各
10
回

ひざで両手にタッチ

腹式呼吸で息を吸い、お腹をふくらませる。息を吐いてお腹をへこませながら、左ひざを両手に近づけて、息を吐ききる。吸いながら脚を下ろす。骨盤を後ろに倒さないようにして、これを10回くり返し、脚を入れ替えて同様に行う。

足もとの筋肉をまとめて動かす

かかと上げ

足指を広げて指の付け根で床を押し、かかとを高く上げることで足裏(土踏まず)、ふくらはぎの筋肉を強化。足先が上がりやすくなり、ちょこちょこ歩きを改善できます。

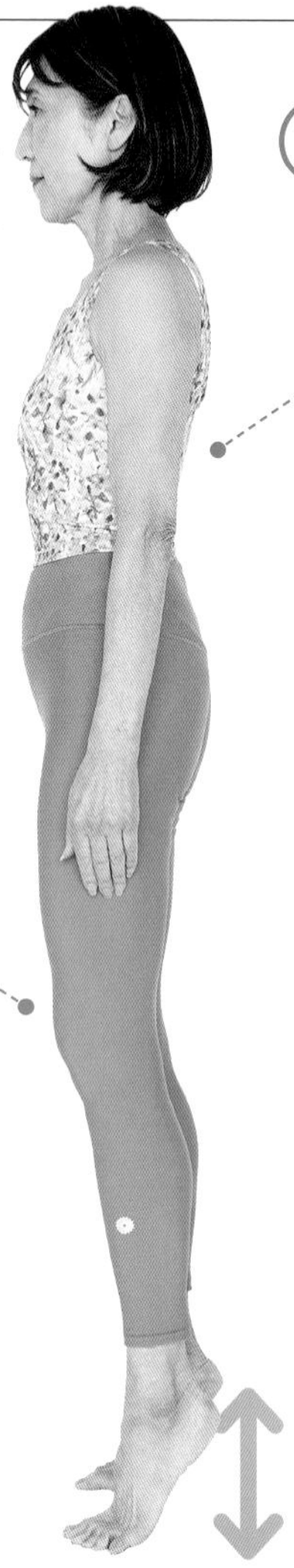

足指の付け根で床を踏み かかとを高く引き上げる

両脚を腰幅よりもやや狭めに開き、左右の足を平行に。両足の指を広げて、親指の付け根と小指の付け根で床を強く踏み、かかとをしっかり上げ、1秒キープ後、かかとを下ろす。ふらつく場合は壁や机に手をついて行う。15回くり返す。

TIME **15回**

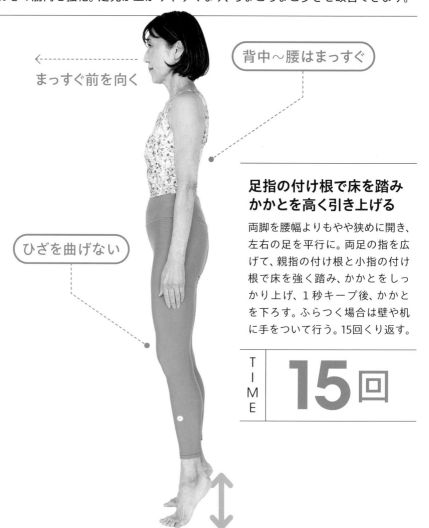

足腰の筋肉をまとめて動かす

すもう体操

力士の立ち合いのイメージでトライ！　太ももまわりとお尻の大きな筋肉が一気に動くことで、年齢と共に衰えやすい下半身の筋肉を強く保つことができます。

つらいときは

ひじをひざに置いてもOK!

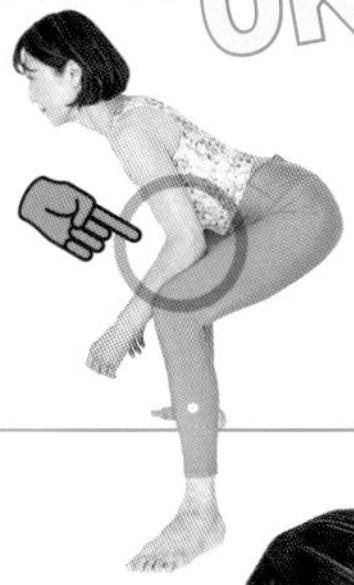

STEP 1

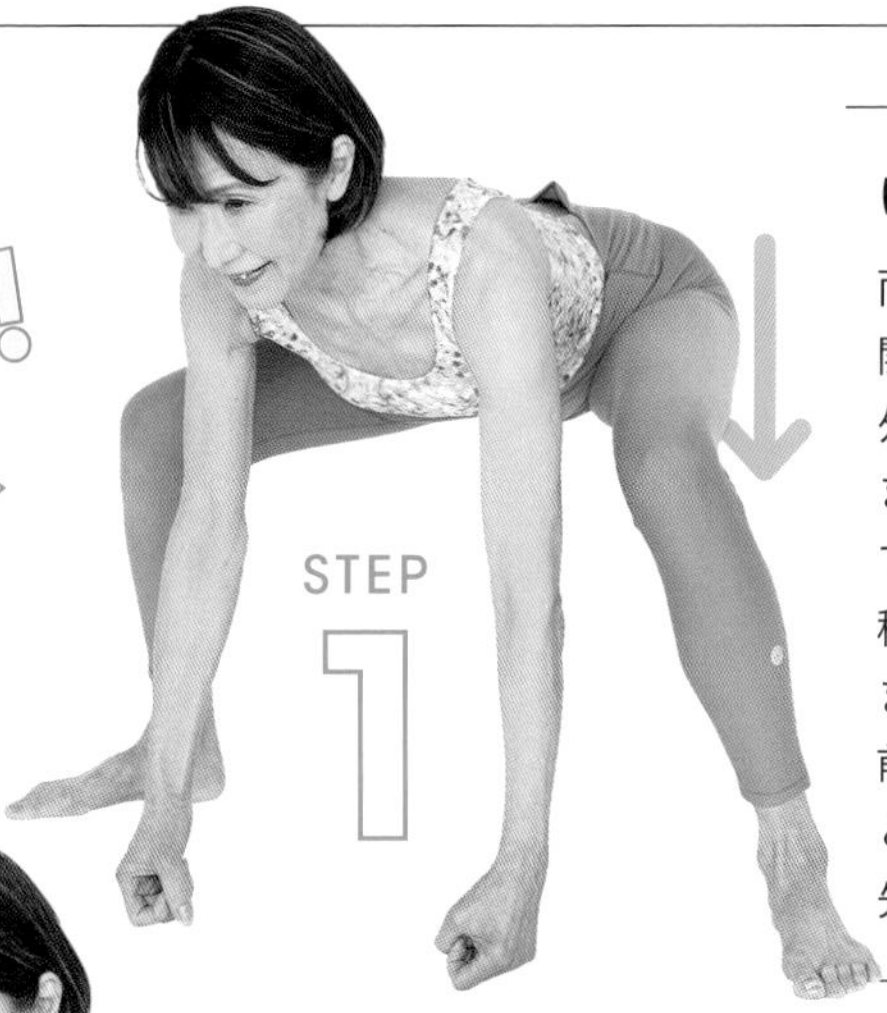

ゆっくり腰を下ろす

両脚を肩幅の2倍程度に開いて立ち、足先をやや外に。目線を前に向けたまま、お尻を後ろに引いてひざを曲げながら、10秒かけて腰をひざの高さまで下ろし、両手を体の前につく。ひざはつま先と同じ方向に保ち、つま先より前に出ないように。

STEP 2

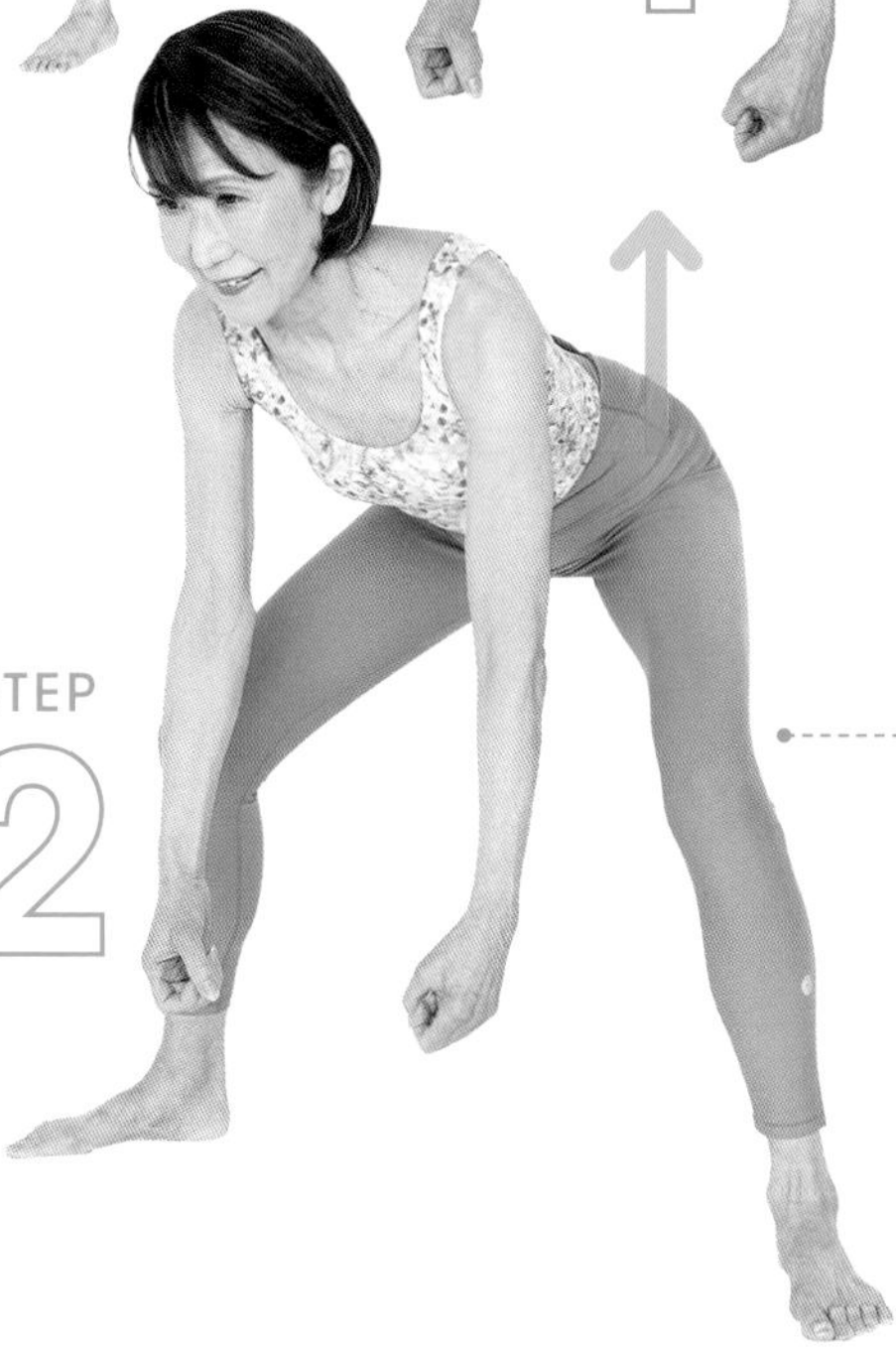

ひざを伸ばしきらず腰を上げる

ひざを伸ばしきらないところまで、5秒かけて腰を上げ、5秒かけて腰を落とす動きを10回くり返す。途中で筋肉がプルプルしたら一度休み、回復後に、再び続ける。

TIME 10往復

上半身の筋肉をまとめて動かす

タオル上げ

フェイスタオルを使い、姿勢を保つ背骨まわりの筋肉と、腕で体を支えるときに必要なわきの下の筋肉を鍛えます。座って行っても、立って行ってもＯＫです。

STEP 1

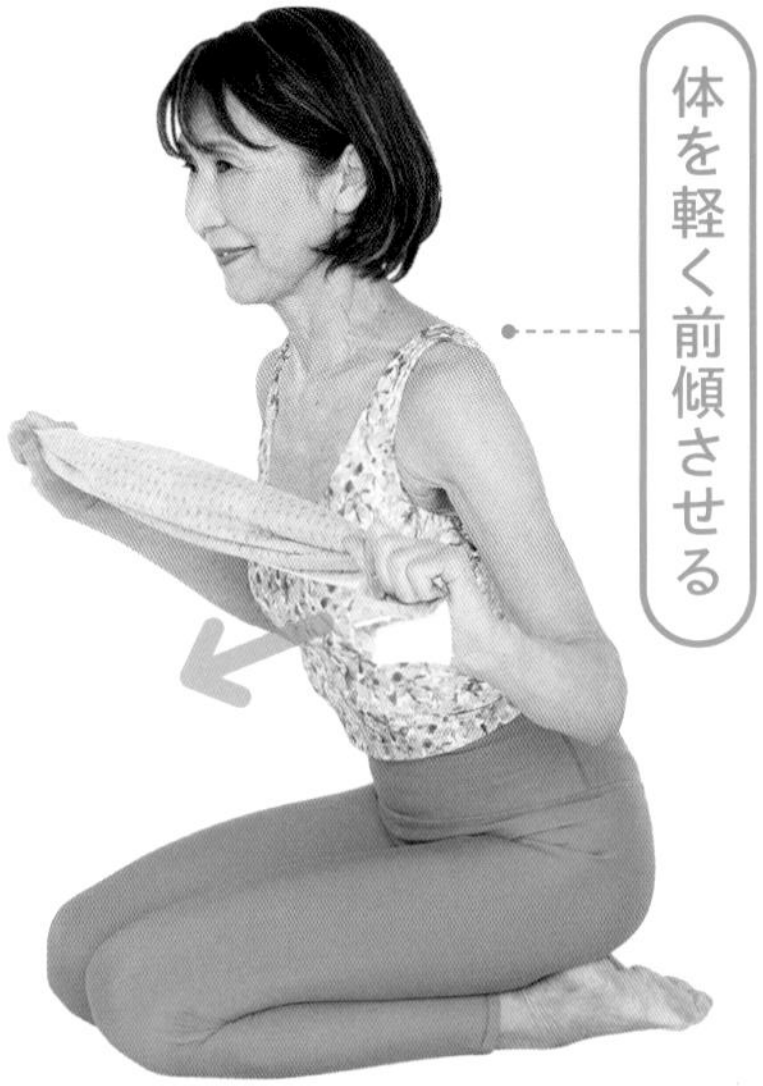

胸の前でタオルを持つ

フェイスタオルを用意。床やいすに座り上半身を30～45度前に倒す。胸の前で、両手でタオルの両端をつかみ、わきを締めて、タオルを外側へ強く引っ張る。

STEP 2

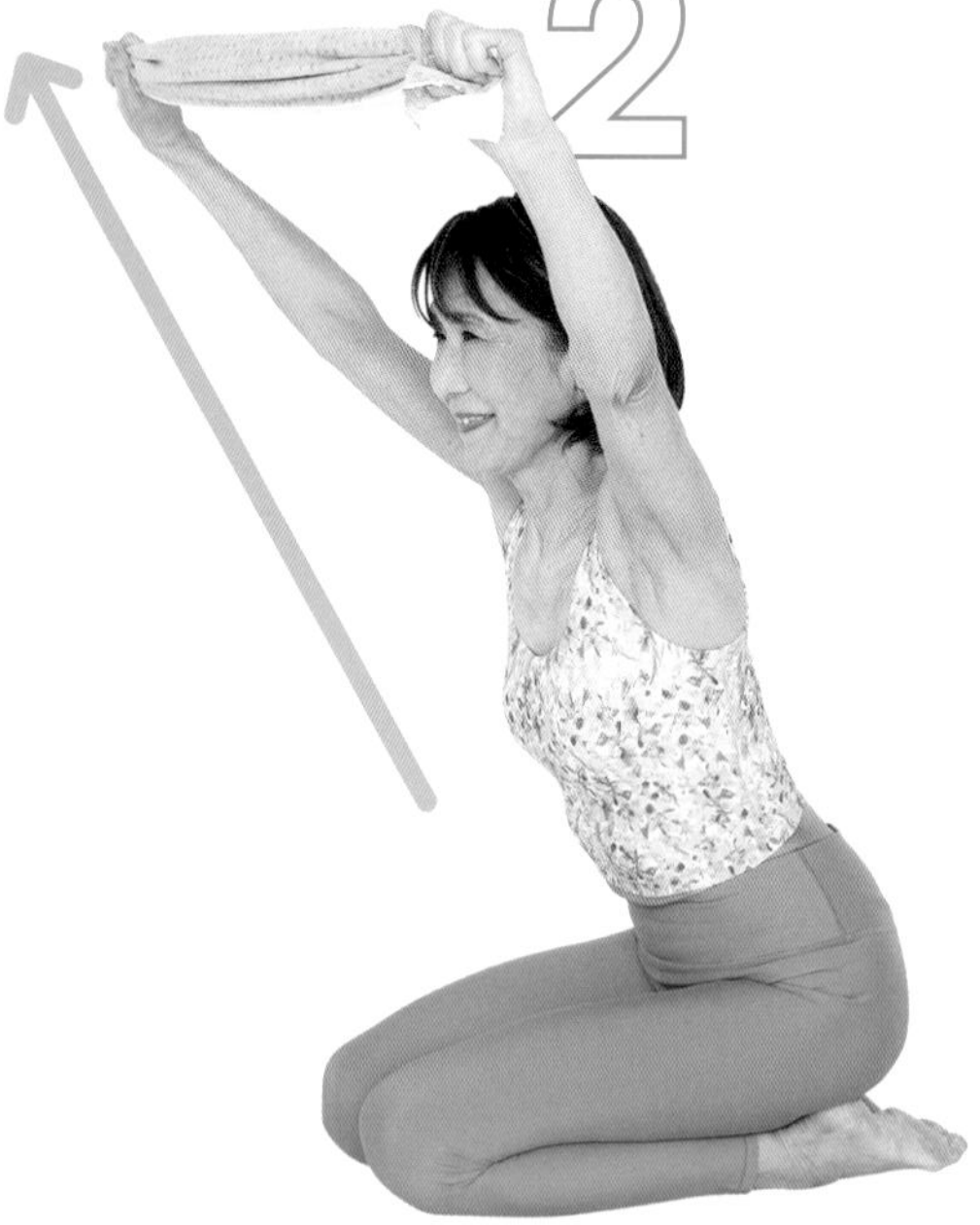

頭上へタオルを上げる

タオルを外側へ引っ張りながら頭上へ上げ、わきを締めて胸の前に戻す。これを10回くり返す。できる人は頭を動かさずに、頭上から頭の後ろ側へ、タオルを10回上げ下げする。

TIME
10回

PART 4

峯岸式

動ける体と安定した心をキープする暮らし方

69歳の今も、いきいきと伸びやかに動ける体をキープする、著者の峯岸道子さん。そんな峯岸さんの暮らし方を聞いてみました。快適に動く体、おだやかな心を維持するヒントがその中に。

「今できること」から自分の世界を広げよう

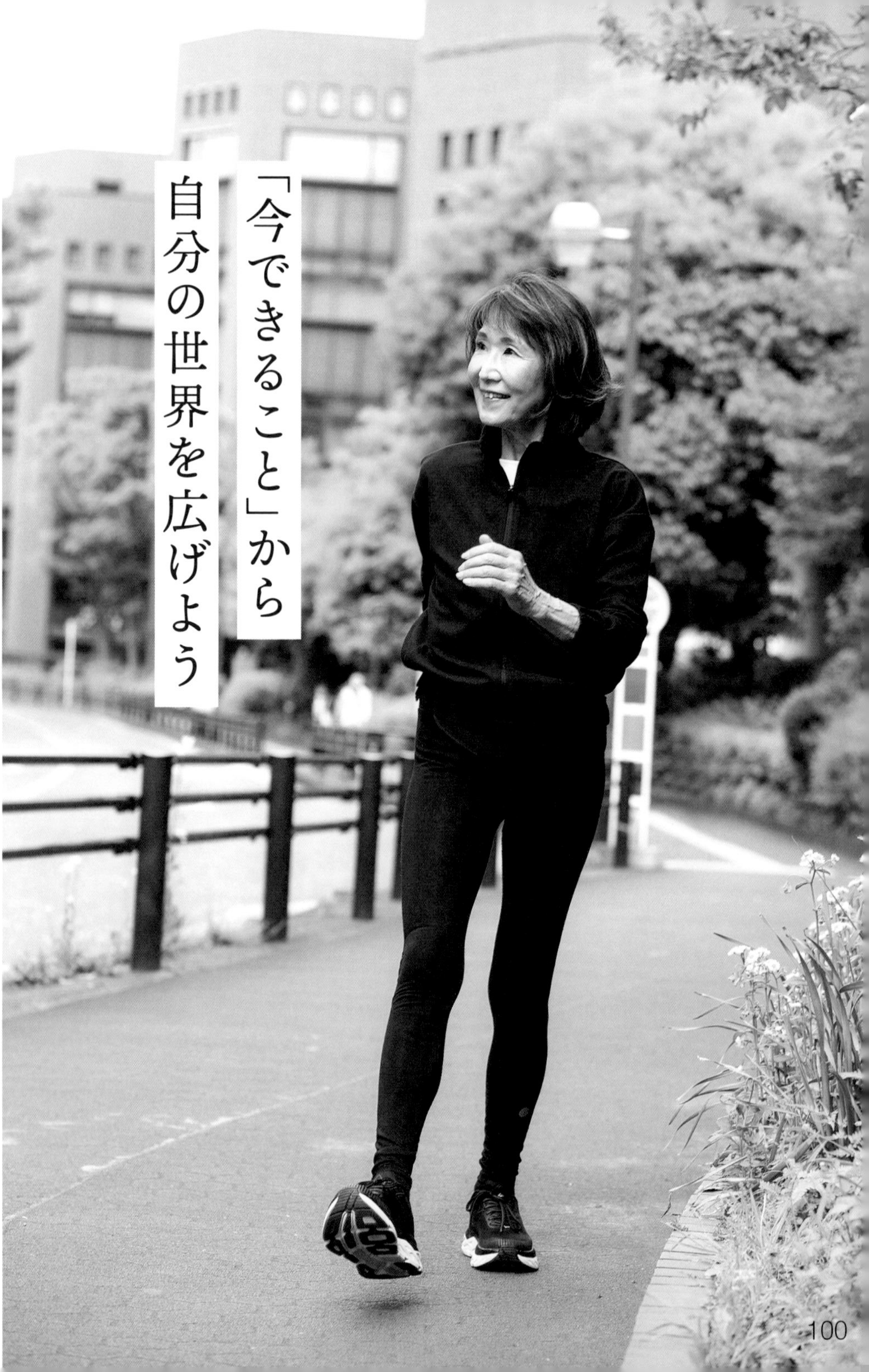

年齢を重ねると、体のあちこちに変化を感じることが多くなります。

私も50代の半ば、日常の何気ない自分の行動がそれまでと変わってきていることに気づき、ハッとしました。例えば、電車に乗ると以前の私なら平気で立っていたのが、すぐに座りたくて空席を探したり……。体調を崩して、入院もしました。

「前は、こうじゃなかった」と当時は落ち込みましたが、考えを変えようと決めたのです。

年齢を重ね、体にダメージはあるけれど、今、何をすることはできるのか。そこから、どういう体になりたいのか。

今の体の状態を見極め、受け入れることで、いつでもこれからの人生を有意義に過ごすための、スタートラインに立つことができます。できなくなった自分を否定したり、不安に感じて行動を制限するのではなく、今できることに目を向けましょう。

もし、今ひざが痛くて歩くのがつらいのなら、座ってできる楽器に挑戦したり、歌を歌ったり、運動なら腹筋を鍛えたり。視点を変えれば、楽しめることが見つかります。

私は、若い頃に走り込んでいたマラソンをあきらめきれず、ずっと走りたいと思っていましたが、体力的に厳しくなりました。今の自分の体でできることは、ウォーキング。お天気のいい日に洋楽を聞きながら、１曲は大またで速歩き、次の１曲はゆっくり歩くことをくり返し、１万歩ほどのウォーキングを楽しんでいます。

今できることから、自分の世界を広げていくと、何歳になっても意欲的でいられ、毎日を楽しく過ごすことができると思います。

年齢を重ねたら骨トレの積み重ねが物を言います

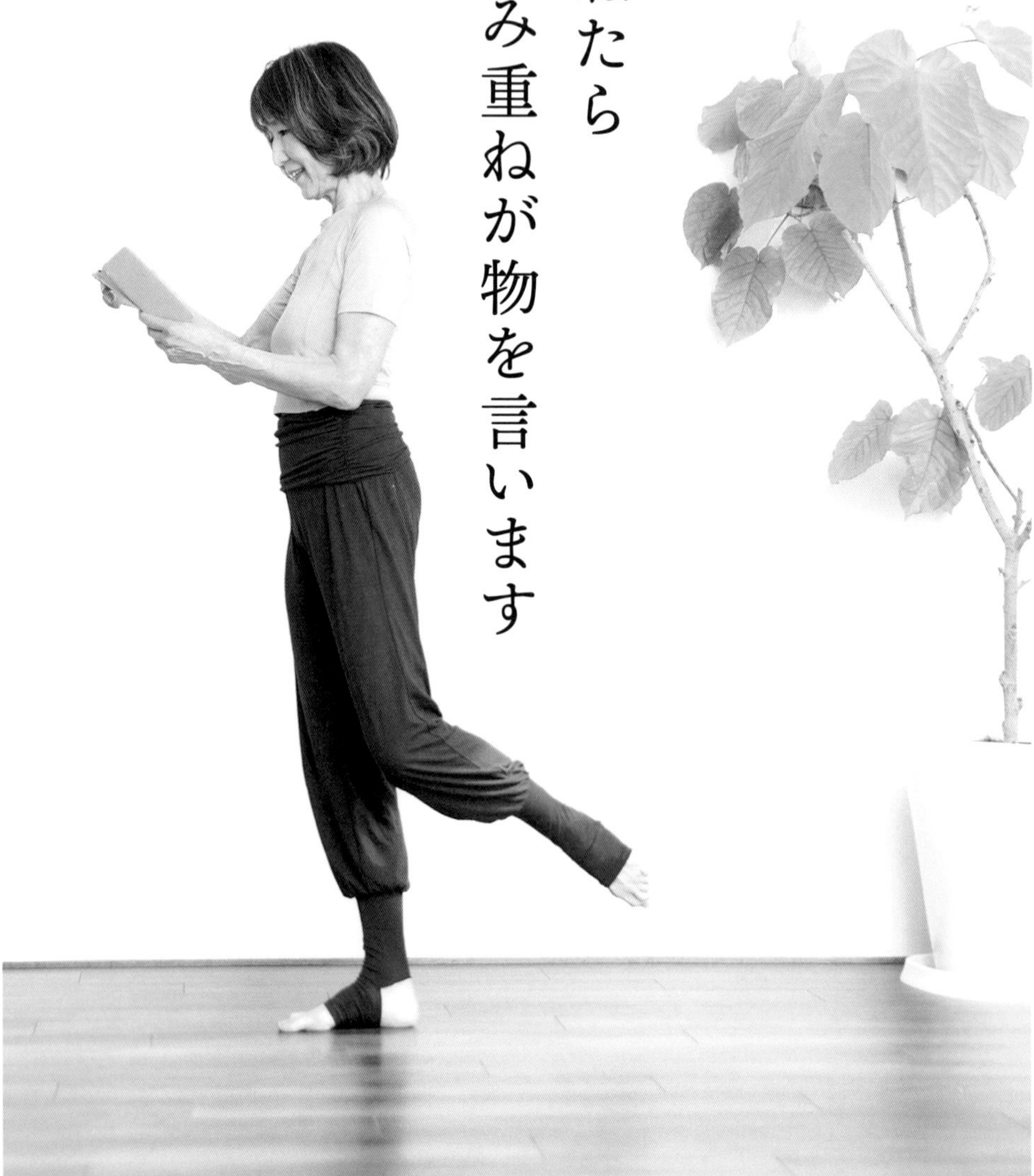

私がふだんから心がけているケアのひとつが、骨対策です。

特に、閉経後の女性は女性ホルモンのエストロゲンが減少することで、骨粗鬆症のリスクが高まります。

骨がもろくなると、ちょっと転んだだけで骨折したり、転ばずとも日常生活のささいな動作で圧迫骨折を起こすことも。高齢になってからの骨折は要介護になるリスクも高まるため、骨を強く保つ〝骨トレ〟は重要だと感じています。

私が日常的に行っている骨トレは、片足バランスです。

スマホなどを見ながら片足立ちになり、軸脚に体重をのせて１～２分キープ。そうして、骨に負荷を与えて鍛え、骨密度の低下を防いでいます。

階段をトントントンと軽やかに下りることも骨への刺激になるので、ふだんからできるだけエレベーターを使わずに階段を使うようにしています。

また、太陽の光を浴びることも、骨対策には大切。健康な骨を維持するために欠かせない栄養素、ビタミンＤは食事から摂取するだけでなく、日光を浴びることでも、体の中でつくることができます。

そのため、晴れている日にウォーキングをしたり、二匹の愛犬といっしょに散歩を楽しみながら、太陽の光を浴びることを心がけています。

筋トレを行うと、成長ホルモンの分泌が促されます。そのため、筋肉や骨が強くなり、脂肪の代謝や肌再生が促され、組織の老化にブレーキをかける効果を期待できます。

一日ひとつ、目標を決めて筋トレしています

体幹とは、体の中で頭・首・腕・脚を除いた胴体部分のこと。ここの筋肉を鍛えておくことは、年齢を重ねて安定した姿勢で安全に体を動かすうえで、とても重要です。

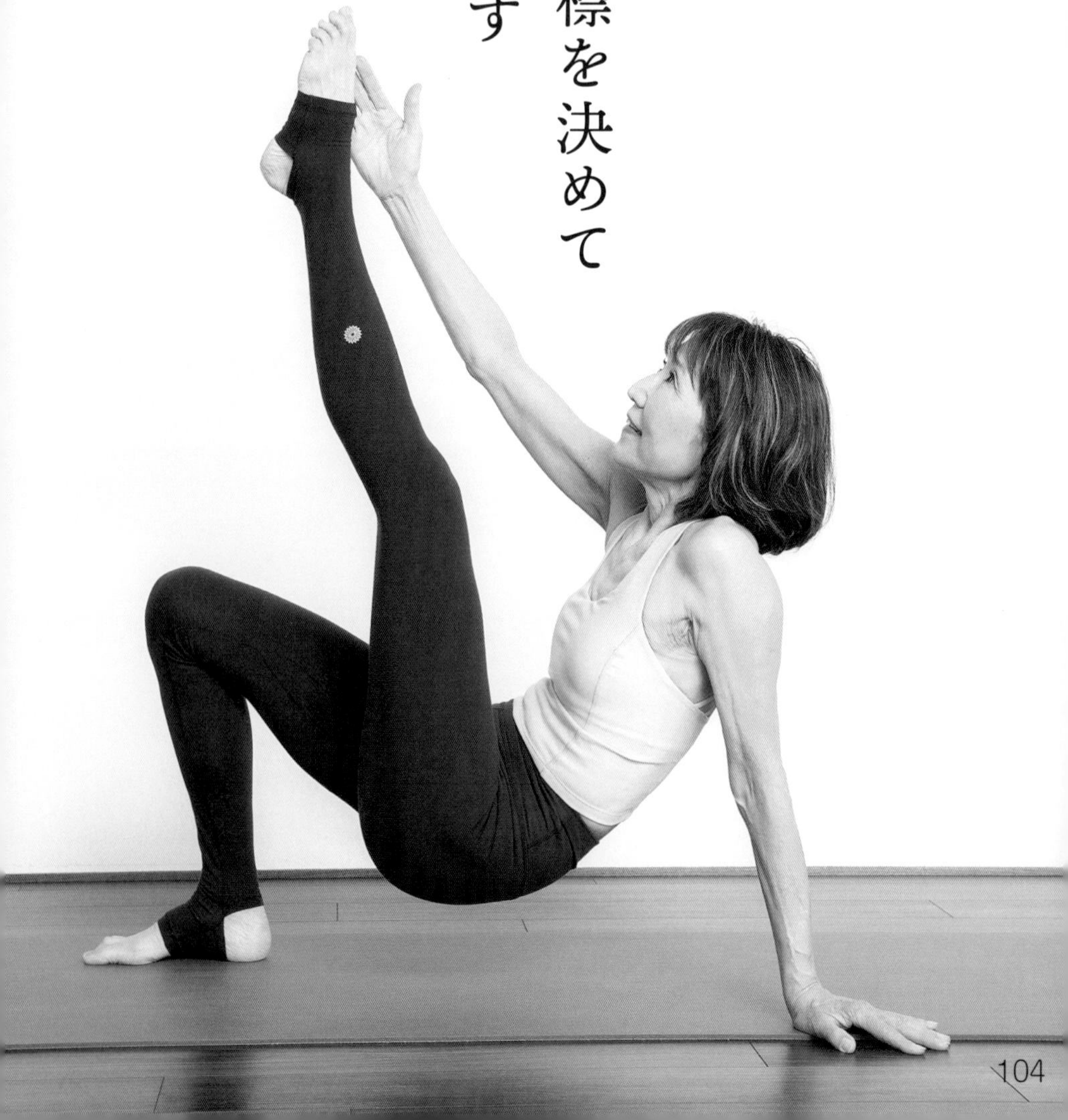

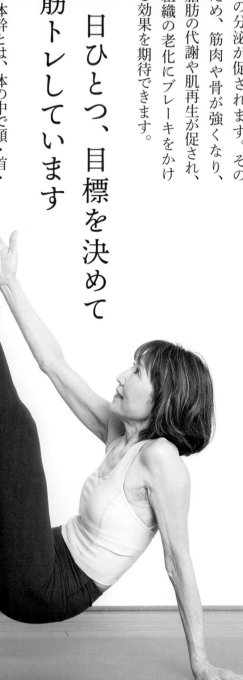

でも、何かと忙しい毎日のなかで、筋トレの時間をつくるのは大変。そこで、私がふだん、筋トレを行うときに意識しているのは、目標をひとつだけ決めて、短時間に行うこと。

1日に全身の筋肉を鍛えようとするのではなく、今日は腹筋だけ、明日は背筋だけというように、ターゲットを決めて行っています。

筋トレの時間をつくる余裕がない場合は、パソコン作業などの合間に、椅子から立ち上がり、座る直前でお尻を浮かして、1分ほどキープ。これだけでも、筋トレの効果を得られます。

峯岸式

体幹を鍛える筋トレ

体スイング

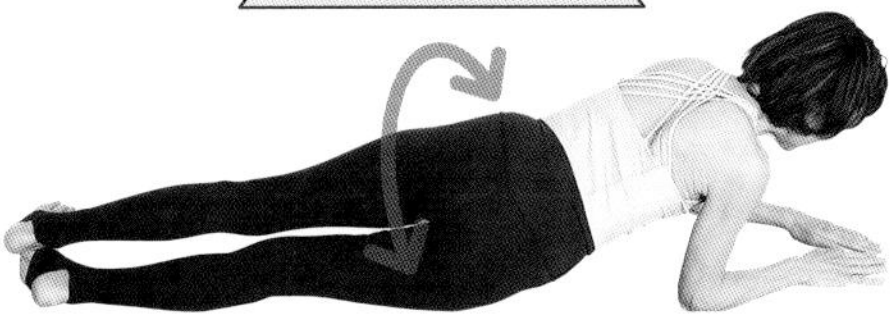

四つ這いで足指を立てる。両肩の真下に両ひじをつき、両脚を後ろに伸ばす。お尻を、できるだけ床に近づけるようにゆっくり右に倒して戻す。反対側も同様に行い10往復。わき腹にも効く。筋トレ中は、呼吸を止めないように注意。

フライングポーズ

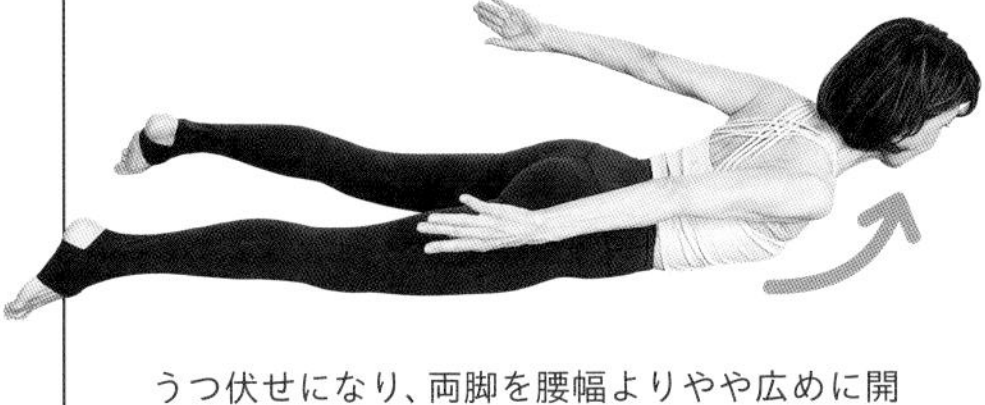

うつ伏せになり、両脚を腰幅よりやや広めに開き、両わきを45度開いて両腕を体の横に置く。上半身と両腕を、床からできるだけ高く持ち上げて30秒～１分キープ。背筋も鍛えられる。

壁で空気イス

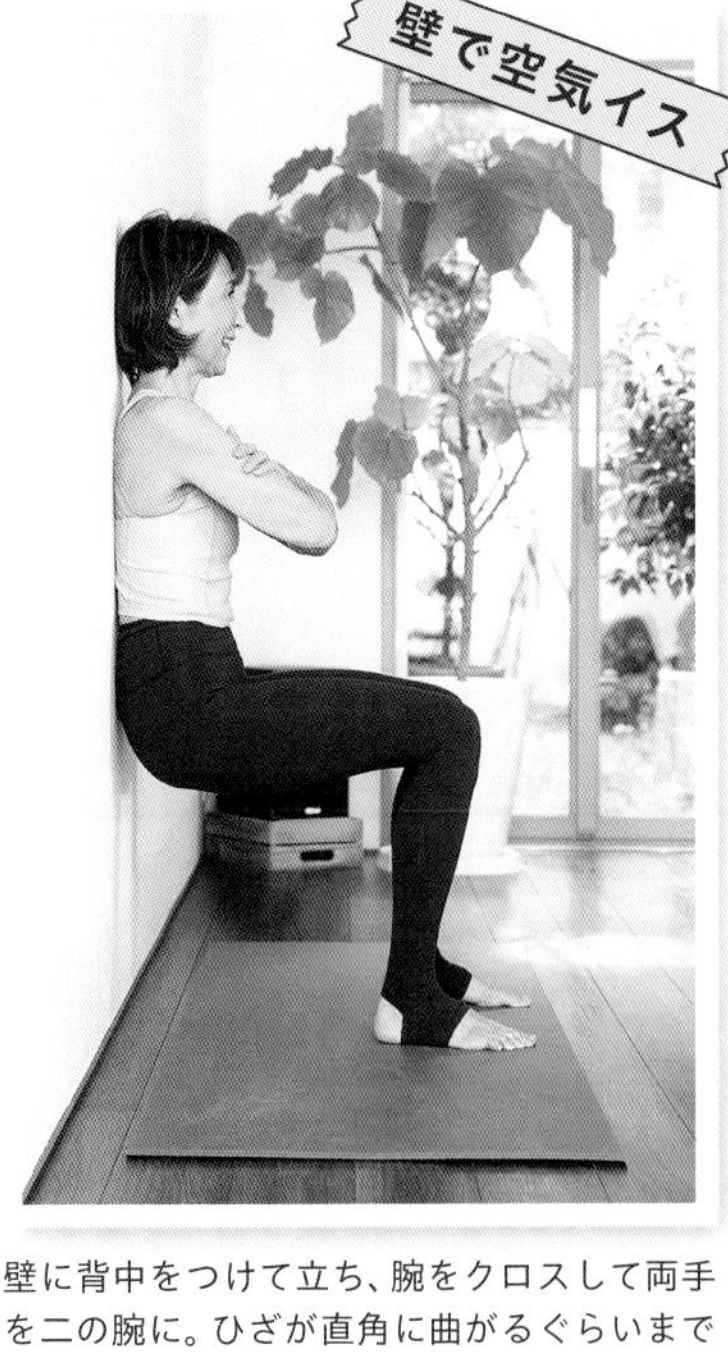

壁に背中をつけて立ち、腕をクロスして両手を二の腕に。ひざが直角に曲がるぐらいまで腰を落とし、背骨とお尻を壁に強く押し当て30秒～１分キープ。太もも前後の強化にも。

たった一人のためでもいい。誰かに喜んでもらうことが自分を生かし続けること

１９８４年、私はフィットネスエクササイズの指導と、その普及活動を開始しました。日本にはまだ、スポーツジムなどがなかった時代です。アメリカのエクササイズプログラムに魅了された私は、それを日本で展開するために本部からトレーナーを招き、テキストを翻訳し、日本で第一号のライセンス保持者となりました。

そこからのレッスン指導、指導者の育成、プログラムの普及活動。座る暇もないような毎日でしたが、体力に勝る「自分がなんとかしなくては」という気力が、当時の私を支えていたのだと思います。

しかし、「健康のためにお金や時間を費やす」という意識が根づいていない時代でしたから、生徒さんも思うように集まらず、フル回転で働いても収入は少なくて、

かなり生活は厳しい状況でした。でも、不思議なことに「つらい」と思うことはありませんでした。やり甲斐があったことと根っからのポジティブ思考のせいか、たぶん、こうした厳しい生活は筋トレのように自分を強くする、と感じていたのです。

私には息子が二人いて、長男には、進行性の重い障がいがありました。仕事に加え、彼の介護や学校の送迎、当時は一日中、走り回っていたような気がします。そして、手がけていたエクササイズプログラムの普及が、軌道に乗ってきたころ。長男が、13歳で亡くなりました。

その後数か月、私は何をして暮らしていたのか、まったく記憶がありません。亡霊のように座っていたのだと思います。私の仕事を手伝ってくれていたスタッフたちが、何も言わず、我が家に来ていたことだけは覚えています。

歯ぎしりするような後悔の念や、居たたまれない悲しみの中で、ただただ過ごしていたのですが、ある有名なフィットネス団体主催のカンファレンスに登壇することが半年前から決まっていました。これだけは、こなさないわけにはいきません。

内心「できるわけがない！」と思いながら、現場に立ちました。しかし、音楽をかけ、クラスを始めると、うそのように自然と笑顔になり、その後はパワフルなリードとプレゼンテーションができる自分が居たのです。それは、驚きでした。

そうこうしているうちに「生徒さんたちが待っているから」とスタッフに促され、休止していた自分のレッスンクラスを再開することになりました。

くじけそうな気持ちで大きな体育館に入ると、そこには80名ほどの生徒さんたちが、私を待っていてくれました。みんなの目もうるんでいるように見えたとき、物凄く心が震え、そして気持ちが熱くなりました。まだ毎日ぐちゃぐちゃになるほど泣いてはいましたが、「また、できる」という予感がしたのです。

そして実際、レッスンが始まると自分の表情が変わるのがわかり、パワーが出ました。「生徒の皆さん」を目の前にすると、その時間だけは、それまで通りの自分に戻れるのです。

指導してきた、この40年の間に生徒さんは入れ替わりましたが、私はずっと生徒さんのおかげで頑張れたし、成長することができました。

だから私の指導、クラスは、いつも生徒さんが主体です。そこに来られた方たちに役立つことを、その場その場で提供していくことを、何よりも大切にしています。

本書で紹介した「1分ハイハイ」も、そんな思いから考案しました。

見た目も気持ちも、まだまだ若々しく見えても、体の各器官は、確実に変化を起こしている50代、60代、70代――。

そんな方たちが「今の自分」をスタートとし、これからの人生を快適で、幸福感に満ちた毎日にしていただくことを祈念して、構築したメソッドです。

私もそうですが、年齢を重ねるとついつい「昔はこんなはずではなかった」という感情が沸き起こりがちです。でも、昔の自分と比較しても「何にもならない」わけで、そう思えは思うほど、自分が情けなく、落ち込むだけです。

耳の聞こえが悪くなったり、膝や肩が痛んで思うように動かないことなんて、50年以上も酷使したのですから、ある程度は致し方ないこと。使い古した車のご機嫌伺いをしながら、油を差したり、備品を交換して乗りこなすような、そんな気持ちでご自身の「今」と付き合ってみてください。

皆さまの今までの人生もたくさん、奮闘され、そして辛いことや悲しいことを乗り越えてこられたと思います。これからの人生は、ぜひ「今の自分を知り、そしてそこから何をすべきか？　何をすれば身体が喜ぶか？」を探求していきましょう。

そしてさらに、身体だけでなく、心が喜ぶことも実践していってください。

私の人生では、私を支えてくれ、頑張れる原動力となってくれたのは生徒さん、スタッフ、友人——つまり「人」でした。

その人たちのおかげで、今の自分が居る。人は人と共に支え、支えられ生きていける、と心底思います。

これから私たちは年齢を重ね、身体的にはついついネガティブになりがちです。そうなると気持ちもどうしても内向きになりますが、そういうとき、誰かに喜んでもらうことができると、それがまた、自分を生かす力になってくれます。

それは、たった一人のためでも良いのです。

本書での提案を通じて、年齢を重ねて経験豊富な、そしてさまざまな身体状況の皆さまに、少しでも役立つことができましたら、とても嬉しく思います。

本書の作成において、ＢＭＹスタジオの多くの生徒の皆さまとスタッフたち、撮影にご協力いただいた皆様に、心から感謝いたします。

２０２３年７月

峯岸道子

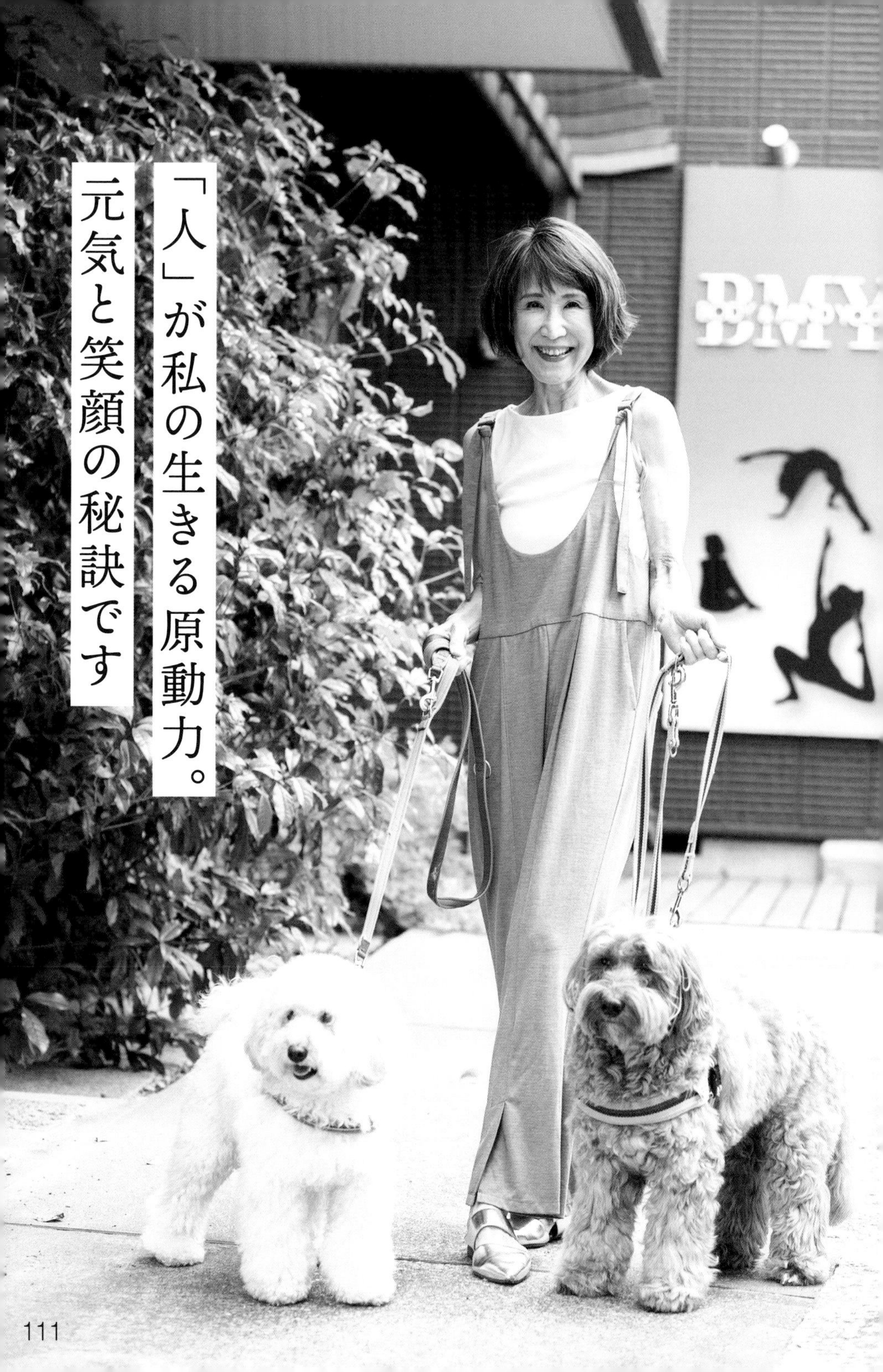

「人」が私の生きる原動力。
元気と笑顔の秘訣です

著者紹介 峯岸道子《みねぎしみちこ》

BMYスタジオ主宰、MSY協会代表。ヨガ&コンディショニング系プログラム指導者。1984年にアメリカのフィットネス・プログラムを日本に導入し、フィットネス・エクササイズの普及および指導者の育成に携わる。2001年より、ヨガの指導をスタート。BMYスタジオのほか、全国のワークショップ、大型ヨガイベントで指導を行い、幾多の海外カンファレンス招聘歴を持つ。テレビ出演や女性誌・ヨガ専門誌での記事監修など、メディアでも活躍。約40年にわたる指導歴から生まれた独自のメソッドは、高齢の方をはじめさまざまな体の悩みを持つ方に、より良い変化を起こし続けている。

BMYスタジオ	https://bmy-studio.com/
Michiko Style Yoga協会	https://michikostyle.com/
ワークショップ＆講座案内	https://www.shop.bmy-studio.com/
ブログ	https://ameblo.jp/michikominegishi/
Facebook	https://www.facebook.com/michiko.minegishi/
Instagram	@michikominegishi

STAFF

撮影	小野さやか
ヘア＆メイク	鈴木京子
カバー･本文デザイン	小林昌子
イラスト	福場さおり
編集協力	野口美奈子
校正	麦秋アートセンター

ウェア協力
イージーヨガ https://www.easyoga.jp/
(Part1~3峯岸さん着用分　P.34~37、70~71は峯岸さん私物)

ヨガマット協力
ヨガワークス https://www.yogaworks.co.jp/
(P.2 ～ 21 ブルーのマット)

写真 アマナイメージズ(P.6の赤ちゃん)

何歳でもラクに動ける体をつくる

奇跡の1分ハイハイ

2023年8月8日　第1刷発行

著者	峯岸道子
発行人	土屋　徹
編集人	滝口勝弘
編集担当	室川円香
発行所	株式会社Gakken 〒141-8416 東京都品川区西五反田2-11-8
印刷所	大日本印刷株式会社
DTP	株式会社グレン

◎この本に関する各種お問い合わせ先

本の内容については、下記サイトのお問い合せフォームよりお願いします。 https://www.corp-gakken.co.jp/contact/	
在庫については	TEL **03-6431-1250**（販売部）
不良品（落丁、乱丁）については	TEL **0570-000577**（学研業務センター） 〒354-0045 埼玉県入間郡三芳町上富279-1
上記以外のお問い合わせは	TEL **0570-056-710**（学研グループ総合案内）